ARNAND KAUR SEITZ

KUNDALINI-YOGA

Lektorat Katrin Helmstedt

Kundalini Research Institute

Dieses Buch trägt das Anerkennungssiegel des KRI, das nur an solche Produkte vergeben wird, die durch das Kundalini Research Institute überprüft und in den Teilen anerkannt werden, die die Technologie des Kundalini-Yoga und des 3HO-Lebensstils beinhalten, wie sie durch Yogi Bhajan gelehrt wird.

ANAND KAUR SEITZ

KUNDALINI YOGA

HARMONIE FÜR KÖRPER UND SEELE DURCH DIE CHAKRA-ENERGIEN

Mit Fotos von Horst Lichte

NIKOL
VERLAG

Wichtiger Hinweis

Die Ratschläge in diesem Buch sind nach bestem Wissen und Gewissen sorgfältig erwogen und geprüft worden. Die Informationen und Ratschläge stellen jedoch keinen Ersatz für medizinische Betreuung dar. Eine Haftung für den Eintritt des Erfolges oder eine Haftung für Personen-, Sach- oder Vermögensschäden, die sich aus dem Gebrauch oder Mißbrauch der in diesem Buch dargestellten Methoden oder sonstigen Hinweise ergibt, ist für Verlag, Autor und/oder deren Beauftragte ausgeschlossen.

Wir danken der Firma Ludwig Beck für die Bekleidungsausstattung unserer Fotoproduktion.

Genehmigte Lizenzausgabe für
Nikol Verlagsgesellschaft mbH & Co. KG
Hamburg, 2018

Mit Fotos von Horst Lichte
Redaktion Thorsten Krause
Illustration Matthias Wagner
Satz Gill Sans & Minion, PostScript, QuarkXPress 3.32
Titelabbildung: iStock.com
Covergestaltung: Jürgen Hetz, denksportler Grafikmanufaktur
Druck: Gorenjski tisk storitve d.o.o.
Printed in Slovenia

ISBN 978-3-86820-437-7

www.nikol-verlag.de

Inhalt

Einleitung

Dieses Buch bietet eine grundlegende Einführung in einfache Techniken des Kundalini-Yoga, die große Wirkung entfalten können. Was die Übungen zu leisten vermögen, habe ich immer wieder selbst erfahren – Kundalini-Yoga hat mich so sehr überzeugt, daß es zu meinem Beruf geworden ist.

Im Januar 1990 lebte ich in Rom. Die Telefonnummer eines Yoga-Zentrums in meiner Nähe trug ich bereits seit über einem Jahr mit mir herum. Doch es gibt eben für alles den richtigen Moment. Ich rief an und hatte kurze Zeit darauf in einem feuchten, ungemütlichen Keller meine erste Begegnung mit dem Yoga. Die Mantras und der Turban, den die Yogalehrerin trug, ließen mich mehr als einmal daran zweifeln, ob alles mit rechten Dingen zuging. Doch nachdem ich meinen Körper eine knappe Stunde nach den Regeln des Yoga bewegt hatte, spürte ich, daß ich am richtigen Ort war. Ich bekam Zugang zu mir selbst, fühlte mich eins und entspannt. Und dieses Gefühl war so verblüffend einfach und konkret!

Ich kann nicht sagen, daß mir in meiner Beziehung zum Yoga Krisen erspart geblieben sind. Gedanken der Ablehnung und des Widerstands kamen immer dann auf, wenn ich gefordert war, mich tiefer auf mich selbst einzulassen, mich meinen Ängsten zu stellen und herauszufinden, was sie mir zu sagen hatten. Heute bin ich froh und dankbar, daß ich trotzdem weitergemacht habe, und ich hoffe, auch den Lesern* dieses Buches meine Erfahrungen zugänglich machen zu können.

Das System der Chakras, auf das sich Yoga bezieht, beschreibt ein Modell des menschlichen Energie- und Bewußtseinssystems. *Yogi Bhajan* unterrichtet seit 1969 ein Yoga, bei dem persönliche Erfahrung und Bewußtheit im Vordergrund stehen. Er empfiehlt seinen Schülern, die klassischen Texte über Chakras zu studieren – und warnt sie gleichzei-

* Um den Lesefluß nicht unnötig zu unterbrechen, beschränke ich mich im folgenden in der Regel auf die männliche Form. Frauen sind damit aber selbstverständlich genauso angesprochen wie Männer.

tig, daß diese Schriften sie «in Kreisen herum- und herumführen wie die Chakras selbst». Denn es geht ihm vor allem auch um die Erfahrung im Tun. Dieses Buch verfährt entsprechend: Kundalini-Yoga wird praktisch vermittelt, die persönliche Erfahrung steht im Vordergrund. Die theoretischen Grundlagen dienen dazu, einen bewußteren Zugang zur eigenen Erfahrung herzustellen.

Die Beschreibung der Chakras beruht auf meinen eigenen Erfahrungen mit der Chakra-Arbeit und vielen anderen Quellen, während die in diesem Buch präsentierten Übungsreihen und Meditationen direkt von *Yogi Bhajan* stammen. Es handelt sich dabei um Mitschriften von Übungsreihen, die er selbst unterrichtet hat und die bislang nur im Selbstverlag veröffentlicht wurden. Ich danke den Verfassern dieser Manuskripte ausdrücklich dafür, daß sie sie für dieses Buch zur Verfügung gestellt haben.

Kundalini-Yoga, wie es von *Yogi Bhajan* gelehrt wird, umfaßt noch weit mehr als Übungen und Meditationen. Es bietet viele interessante Hinweise und Techniken für eine dem Yoga angemessene und spirituelle Lebensweise im Einklang mit sich und der Natur. Zur Vertiefung möchte ich die interessierten Leser vor allem auf die Schriften von *Satya Singh* (1990) und *Wesselhöft* (1998) verweisen.

Das Buch gliedert sich in sechs Kapitel. Das erste Kapitel behandelt den Zugang zum Yoga und sein Wirkungsspektrum. Kundalini-Yoga bietet die Möglichkeit zur existenziellen Selbsterfahrung, die im persönlichen Alltag bedeutsam werden kann – Körper, Geist und Seele werden als je eigene Ausdrucksformen einer Einheit verstanden, die es in Übungsreihen und Meditationen kennenzulernen gilt. Das zweite Kapitel stellt die wesentlichen, wiederkehrenden Elemente der Übungsreihen und Meditationen ausführlich vor: Atmung, Konzentration, Hand-, Finger- und Körperhaltungen und Entspannung. Das dritte Kapitel geht konkret auf die Durchführung der Übungsreihen und auf den Umgang mit möglichen körperlichen Vorschädigungen ein und zeigt eine Übungsreihe zum Aufwärmen für den problemlosen Einstieg in alle Yoga-Techniken. Im vierten Kapitel werden wirkungsvolle Übungsreihen und Meditationen für die Chakra-Arbeit präsentiert. Jedem der acht Haupt-Chakras ist ein bestimmter Horizont von Thema, Funktion und energetischer Situation zugeordnet – der Zugang dazu wird in

Text, Übungsreihe und Meditation aufgezeigt. Das fünfte Kapitel bietet weitere Übungsreihen und Meditationen, diesmal in bezug auf konkrete Alltagssituationen. Sie ermöglichen das zielgerichtete Eingehen auf besondere persönliche Beanspruchungen und die Integration von Yoga, Meditation und Spiritualität in das tägliche Leben. Das Buch wird abgeschlossen durch einen umfangreichen Anhang mit Adressen, Quellen- und Literaturangaben und einem Glossar.

Allen, die dieses Buch möglich gemacht haben, danke ich von Herzen. In erster Linie natürlich *Yogi Bhajan*, der die wunderbaren Techniken des Kundalini-Yoga und des spirituellen Lebens lehrt, dann *Guru Jiwan Kaur*, die mich damit vertraut gemacht hat und mir viele Jahre Lehrerin und Freundin war. *Sat Kirpal Kaur Khalsa* und den anderen Mitarbeitern des *Kundalini Research Institutes* in den USA verdanke ich viele Hinweise und Verbesserungsvorschläge vor allem hinsichtlich der Aspekte des Yoga in diesem Buch. Ohne *Karin Schanzenbach*, die die zündende Idee für eine Veröffentlichung hatte, wäre das Buch nie erschienen. Sie und *Beatrice Koal* haben unermüdlich Korrektur gelesen, mich mit Anregungen, Lob und konstruktiver Kritik versorgt und mich beim Arbeiten oft zum Lachen gebracht: vielen Dank. Stefanie Bachmann danke ich für ihre Arbeit als Fotomodell und meiner Ausbildungsgruppe für Geburtsvorbereitung für die «poetischen Einführungen» in die Chakra-Kapitel.

Anand Kaur Seitz

Der Weg zu Ausgeglichenheit und Vitalität – die Methode des Kundalini-Yoga

So wirkt Yoga

Kundalini-Yoga versteht sich als Yoga des Bewußtseins. Es ist eine ganzheitliche Methode der Körper- und Energiearbeit, die es ermöglicht, das volle menschliche Potential kennenzulernen und zu leben. Im Verständnis des Yoga sind Körper, Geist und Seele verschiedene Ebenen des Seins, die untereinander in engem Zusammenhang stehen und sich gegenseitig beeinflussen. Die Energiepunkte und -bahnen regulieren nicht nur körperliche Funktionen, sondern gleichzeitig auch bestimmte Bewußtseinszustände. Yoga und Meditation wirken deshalb nicht nur auf den Körper, sondern auf alle Bereiche des Seins, die psychisch-geistige Ebene eingeschlossen.

«Im Kundalini-Yoga ist das wichtigste die Erfahrung. Deine Erfahrung geht direkt in dein Herz. Keine Worte können das ausdrücken; dein Bewußtsein würde sie nicht annehmen, höchstens dein Verstand. Uns geht es nur darum, das Bewußtsein zu erweitern, den Horizont zu erweitern für die Gnade, die Wahrheit zu verstehen. Dann kannst du dein Leben sorgenfrei planen, wie auch immer du es dir vorstellst, kannst Kreativität und Unbegrenztheit in allen Aspekten des täglichen Lebens ausstrahlen.»

YOGI BHAJAN

Spiritualität und Alltag

Die Methoden der meisten Yoga- und Meditationsschulen sind in kulturellen Zusammenhängen entstanden, die dem Übenden die äußere Ruhe und den Raum ermöglichten, um sich aus dem geschäftigen Leben zurückzuziehen und mit sich selbst zu befassen. In vielen Traditionen des Yoga war eine völlige Hingabe des Yoga-Schülers an die Yoga-Praxis üblich, der alle anderen Lebensbereiche untergeordnet wurden. Er lebte zölibatär und widmete dem Yoga seinen ganzen Tagesablauf. In der schnellebigen westlichen Welt von heute ist dieser Kontext nicht gegeben.

Kundalini-Yoga bietet eine Methodologie, die auf einer jahrtausendealten Erfahrungswissenschaft basiert. Sie wurde gegen Ende der sechziger Jahre von *Yogi Bhajan*, einem Sikh-Yoga-Meister, in den Westen gebracht. Bereits mit sechzehn Jahren wurde er Meister des Kundalini-Yoga. Obwohl er sein ganzes Leben mit dem Yoga verbunden war, heiratete er, machte sein Universitätsdiplom in Wirtschaftswissenschaften und verfolgte eine erfolgreiche berufliche Karriere beim Zoll. Diese Verbindung von «normalem Leben» und Spiritualität zeichnet auch das Kundalini-Yoga aus. Es verlangt keinen Rückzug in die innere Emigration von Meditation und Erleuchtung, sondern arbeitet im Gegenteil daran, spirituelle Disziplin und Alltag miteinander zu verbinden. Aus der Sicht des Yoga kommt die Seele auf die Erde, um zu sich selbst zu finden – nur ein normales menschliches Leben und das Sich-Einlassen auf die menschliche Erfahrung machen das möglich.

Aktivität schafft Entspannung

Im Kundalini-Yoga wird der Yoga-Schüler über dynamische Körper- und Energieübungen und die Atmung gezielt in körperliche und psychische Ruhe und Entspannung geführt, die die Voraussetzung für innere Gelassenheit und einen meditativen Geist bilden. Die Übungen im Kundalini-Yoga sind meist aktiver und schwungvoller als in anderen Yoga-Richtungen. Diese Tatsache und der integrale Ansatz machen die Energiearbeit sehr effektiv, die ausgleichende und entspannende Wirkung ist unmittelbar spürbar. Kundalini-Yoga bietet sich daher besonders für die beanspruchten Menschen der heutigen Zeit an, die mitten im Leben stehen und in möglichst kurzer Zeit mit möglichst geringem Aufwand eine möglichst große Wirkung erzielen wollen.

Die Übungsreihen im Kundalini-Yoga sind in sich geschlossene Sets, *Kriyas*, die auf alle unterschiedlichen Energiesysteme des Körpers gleichzeitig wirken und sie ins Gleichgewicht bringen. Kriyas bestehen aus einer einzelnen oder aus mehreren Übungen. Sie sind mehr als nur eine Aneinanderreihung von Yoga-Positionen – sie bedeuten eine gezielte Kombination von körperlichen Übungen, geistiger Konzentration, Atemtechniken, Meditationen und ausgleichender Entspannung in einer bestimmten Reihenfolge, die einen spezifischen Effekt auf Körper und Geist haben. Die Wirkung einer Kriya ist weit größer als die Summe ihrer Teile, denn sie transformiert das gesamte Körper-Geist-System.

Integration aller Yoga-Aspekte

Alle Yoga-Schulen arbeiten an der Anregung und Harmonisierung der Lebensenergie. In den meisten Schulen werden allerdings einzelne Aspekte des ursprünglichen Yoga vertieft: im *Hatha-Yoga* die Körperarbeit, im *Raja-Yoga* die Meditation oder im *Karma-Yoga* das «selbstlose Handeln im Dienen». Im Kundalini-Yoga sind die Elemente des Yoga, wie es ursprünglich gelehrt wurde, integral aufgehoben und wirkungsvoll miteinander verknüpft. Auch wenn eine Übungsreihe an einem spezifischen Problembereich arbeitet – sie wirkt ausgleichend auf das gesamte System.

Die acht verschiedenen Aspekte des Yoga – *Verhaltensregeln, Selbstdisziplin, Körperhaltung, Atemführung, Sinnesbeherrschung, Konzentration, Meditation und Erleuchtung bzw. Entspannung* – sind im Kundalini-Yoga von der ersten Stunde an Bestandteil der Übungsreihen, sie werden nicht, wie in anderen Yoga-Schulen, erst nach und nach aufeinander aufgebaut und gemeistert.

Meditation in drei Stufen

Im Prozeß der Meditation werden die Gedanken systematisch beruhigt. Die Beziehung zu tieferen Bewußtseinsschichten und zum «höheren

Selbst» wird geöffnet. Der Prozeß der Meditation durchläuft drei Phasen. Die erste Phase der Konzentration, *Dharana*, verlagert die Aufmerksamkeit von der äußeren Welt nach innen. In der zweiten Phase, *Dhyana*, fließen die Gedanken aus dem Unterbewußtsein und werden «gereinigt». Erst danach wird die dritte Phase, der Zustand der gedanklichen Ruhe, *Samadhi*, erreicht. In der Meditation wird die Chemie im Gehirn ins Gleichgewicht gebracht, der «mentale Unrat» der Psyche gelangt an die Oberfläche und kann losgelassen werden.

Mantras bringen Energie und Konzentration

Im ursprünglichen Yoga ist die Arbeit mit dem Klang ein integraler Bestandteil. Die therapeutische Wirksamkeit des Klangs ist in der Körper-Geist-Arbeit zunehmend anerkannt, sei es in Gong-Meditationen oder Klang-Therapien. Vibrationen erzeugen spezifische Wirkungen auf den Körper und das Organsystem. Im Kundalini-Yoga werden Klang-Elemente vor allem in Form von *Mantras* häufig eingesetzt. Mantras sind in diesem Verständnis Konzentrationswörter, die vierundachtzig Energiepunkte im oberen Gaumen anregen, ähnlich wie die Fußreflexzonenmassage die Meridianpunkte in den Füßen oder die Akupunktur diejenigen in den Ohren nutzt, um den Körper, die Organe und das Gehirn zu stimulieren und Energieblockaden aufzulösen. Diese Techniken erweisen sich als äußerst effektiv – und sie machen Spaß!

Sich selbst erfahren

Kundalini-Yoga und Meditationen verbessern das Wohlbefinden, lösen Verspannungen und entwickeln Lebendigkeit und Kreativität, Gesundheit und Konzentrationsfähigkeit. Sie vermitteln die konkrete Erfahrung, sich wohl und zufrieden zu fühlen. Aus der Sicht des Yoga ist der Mensch nicht auf der Erde, um zu leiden, sondern um glücklich zu sein. Dies setzt die Fähigkeit voraus, zu lernen, sich zu entwickeln und zu verwirklichen. Kein Mensch ist das Opfer seiner Umgebung oder seines Schicksals, jeder kann bewußt leben, Verantwortung übernehmen und aus dem Kreislauf der Wiederholung alter Gewohnheiten und Verhaltensmuster herausfinden. Jeder kann die Kraft entwickeln, Veränderungen umzusetzen und scheinbare Ausweglosigkeiten zu überwinden.

Blockaden auflösen

Wenn innere Ängste, Negativität und Mangel an Authentizität im Leben nicht hinterfragt werden, sind Leiden, Streß und Krankheit die Folge. Dies alles weist auf Blockaden hin, die erkannt werden wollen und die Auseinandersetzung mit den eigenen wahren Bedürfnissen einfordern. Wer es vermeidet, die wirklichen Ursachen der eigenen Konflikte zu analysieren, wird ihr Komplize. Besser ist es, sich selbst gegenüber ehrlich zu sein, um Verdrängungsmechanismen zu durchschauen und die damit verbundenen Blockaden aufzulösen. Ängste und Krankheiten können durchaus Chancen sein, um die echten Bedürfnisse der eigenen Seele zu erkennen, um mit dem «inneren Feind» Frieden zu schließen und ihn als Freund kennenzulernen, der etwas mitzuteilen hat.

Die verborgenen Botschaften verstehen zu wollen bedeutet allerdings nicht, sich auf Probleme zu fixieren. Die Energie fließt dorthin, wo die Aufmerksamkeit ist. Stehen Ängste, Nöte, alte oder ungewollte Muster im Mittelpunkt der Gedanken, so wird immer wieder genau das reproduziert, was eigentlich losgelassen werden soll.

Inneres Wachstum

Kundalini-Yoga und Meditationen unterstützen die eigene Entwicklung und Entfaltung in allen Lebensbereichen. Sie legen offen, was die äußeren Schichten des Bewußtseins, Ängste, Emotionen und Gedanken, verbergen. Sie helfen, die verborgenen Wahrheiten in ihrer Einfachheit, jenseits aller mentalen Konstruktionen, zu erkennen und Energie, die bislang an Ängste gebunden war, zugunsten einer tiefen Selbsterfahrung zu transformieren. Übung in Achtsamkeit und Konzentration hilft bei der Überwindung von inneren Widerständen und Hindernissen. Das wird nicht immer einfach sein – manchmal entsteht das Gefühl, inmitten eines finsteren Tunnels steckenzubleiben, doch wenn dieser durchschritten ist, erscheint am anderen Ende das Licht.

Die Landkarte der Energie

Als lebendiges Wesen ist der Mensch Teil einer vitalen Energie, die im gesamten Universum existiert. Die Verbindung mit dieser Lebensenergie *Prana* (entsprechend dem *Chi* in der chinesischen Tradition) erhält ihn am Leben. Über die Haut, die Fußsohlen und die Handflächen, über die Nahrung und vor allem über die Atmung wird Prana aufgenommen. Die Transformationszentren, in der die Energie gesammelt und verteilt wird, heißen *Chakras*. Anatomisch entspricht ihnen eine Konzentration von Nervengeflechten. Die Kanäle, auf denen sich die Energie im Körper bewegt, sind die *Nadis*. Die Philosophie des Yoga geht von der Existenz von 88 000 Chakras und 72 000 Nadis im menschlichen Körper aus. Chakras und Nadis beschreiben modellhaft die Wirkungsweise des Energiesystems (entsprechend den *Meridianen* in der chinesischen Tradition). Die Orientierung an diesen Konzentrationspunkten und Kanälen für die Lebensenergie ermöglicht es, bewußt Einfluß auf den Energiefluß zu nehmen, um ihn zu aktivieren und zu harmonisieren und damit Blockaden aufzulösen.

Die Existenz von Chakras und Nadis ist zwar anatomisch nicht nachweisbar, die empirische Wissenschaft des Yoga hat jedoch über Jahrtausende Erfahrungen gesammelt, die genaue Kenntnisse über die Wirkungsweise und die vielfältigen Verbindungen und Rückkopplungseffekte der Energie zwischen Körper, Geist und Seele bieten.

Chakras als psychoenergetische Zentren

Die sieben Haupt-Chakras sind entlang der Wirbelsäule angeordnet: *am unteren Ende der Wirbelsäule, im Genitalbereich, am Nabelpunkt, an der Kehle, am Brustbein, zwischen den Augenbrauen und am höchsten Punkt des Kopfes, dem Scheitelpunkt.* Sekundäre Chakras befinden sich in den Händen und in den Füßen. Außerhalb des Körpers befindet sich nach Yogi Bhajan als achtes Chakra der *Aurakörper*, der den physischen Körper als elektromagnetisches Schutzfeld umgibt. Die Chakras können als psychoenergetische Zentren verstanden werden, die archetypische Seinszustände der menschlichen Persönlichkeit und ihrer Entwicklung zur Bewußtheit beschreiben. Die sieben bzw. acht Bewußtseinsschichten müssen auf dem Weg zur Selbstverwirklichung durchdrungen werden. Sie stellen ein Interpretationsmodell zur inneren Selbsterfahrung dar. Je aktiver ein bestimmtes Chakra ist, um so besser sind der Kontakt und die Harmonie mit dem entsprechenden Bewußtseinsaspekt.

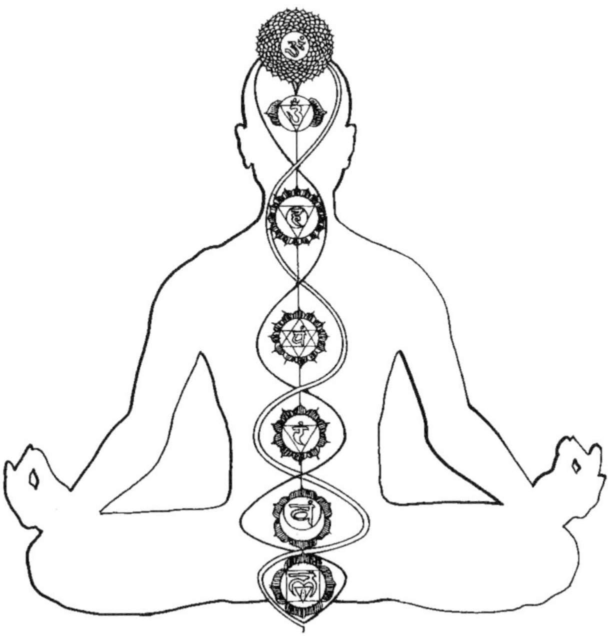

Die sieben Haupt-Chakras entspringen im Hauptenergiekanal Sushumna, die Nebenkanäle Ida (Mondenergiekanal) und Pingala (Sonnenenergiekanal) kreuzen sich jeweils in den Chakras

Aktivierung der Kundalini-Energie

Zentral für ein ausgeglichenes Energiesystem ist die Aktivierung der *Kundalini-Energie*, die eine Art Energiereservoir am unteren Ende der Wirbelsäule darstellt. In alten Schriften des Yoga wird die Kundalini-Energie als schlafende Schlange symbolisiert, die sich, wenn sie geweckt wird, aufrollt und ihren Kopf langsam die Wirbelsäule hinaufschiebt. Tief aus dem Becken strömt sie bis zum höchsten Punkt des Kopfes, dem siebten Chakra, und von dort in die Aura. Dabei fließt sie durch den Hauptenergiekanal in der Wirbelsäule, *Sushumna*, und aktiviert zwei Nebenkanäle, *Ida*, den Mondenergie-, und *Pingala*, den Sonnenenergiekanal, die Sushumna auf ihrem Weg nach oben umkreisen, sich jeweils auf der Höhe der Chakras kreuzen und die rechte bzw. linke Gehirnhälfte aktivieren. Ida verläuft vom Fuß der Wirbelsäule zum linken, Pingala zum rechten Nasenloch.

Der Aktivierung der Kundalini-Energie liegt ein komplexes energetisches Geschehen zugrunde. Kundalini-Energie wird als passive Lebensenergie durch das Zusammentreffen von zwei unterschiedlichen Energieformen aktiviert: die dynamische, bewegliche Lebensenergie *Prana* mit der Ausscheidungsenergie *Apana*. Prana fließt aus den oberen Chakras in den Körpermittelpunkt und trifft im dritten Chakra, am Bauchnabel, auf Apana, die aus den unteren Chakras kommt. Das Zusammentreffen von Prana und Apana im Nabelchakra erzeugt einen Druck, der den Energiefluß am Fuß der Wirbelsäule in Gang setzt. Die Kundalini-Energie wird «geweckt», die passive Energie in einen aktiven Zustand gebracht, der über die Chakras, die Nadis und Unter-Nadis jede Zelle des Körpers energetisiert. Wie in einem Baum strömt die Energie aus der Wurzel gegen die Schwerkraft bis in die Krone.

Erst wenn die Energien des Chakra-Systems und der *«zehn Körper»* – im Verständnis des Kundalini-Yoga verfügt der Mensch neben seinem *physischen Körper* über weitere neun feinstoffliche Körper: *den Seelenkörper, den negativen, positiven und neutralen Geist, den Lichtbogen, die Aura, den Pranakörper, den Subtilkörper und den Strahlenkörper* – ausgeglichen sind, fühlt man sich wirklich eins mit dem Universum. Die individuelle Energie ist kein abgeschlossenes, hermetisches System mehr, das nur spärlichen, meist äußerst unbefriedigenden Austausch mit der Umwelt zuläßt, sondern Teil eines größeren Ganzen. Ob dies als Verbindung mit dem Göttlichen, als «Erleuchtung», interpretiert wird, hängt vom persönlichen kulturellen Bezugssystem ab. An der Erfahrung selbst ändert dies jedoch nichts.

> *«Die Kundalini-Erfahrung bedeutet nicht, sich in eine tiefe atemlose Trance jenseits der Welt zu begeben … Sie integriert uns vollständiger mit der Realität, gibt eine weitere Sicht und Einfühlungsvermögen, um effizienter handeln zu können.»*
>
> YOGI BHAJAN

Harmonie für Körper und Psyche – die Grundlagen des Kundalini-Yoga

Yoga und Meditation

Yoga und Meditation wirken auf Körper, Geist und Seele, indem sie die Energiesysteme und feinstofflichen Körper des Menschen reinigen und ins Gleichgewicht bringen. Zusammen mit der Atmung sorgt Yoga für Entspannung, es dehnt die Muskeln und stärkt das Gewebe, stellt ein gutes Körpergefühl her und hilft, die eigenen Grenzen kennenzulernen und auszudehnen. Es öffnet die Energiekanäle, aktiviert den Fluß von Lebensenergie, Prana, im Körper und löst energetische Blockaden, die für physische und psychische Probleme verantwortlich sein können. Bewußte und unbewußte Gefühle, Gedankenmuster und Verhaltensweisen werden geklärt und verändert und das Unterbewußtsein von der Negativität unterdrückter Emotionen, Aggressionen und Ängsten gereinigt.

Das Ziel der Übungsreihen im Kundalini-Yoga ist es nicht, bestimmte einzelne Chakras isoliert zu aktivieren – dies würde in dem hochkomplexen System nur weitere Ungleichgewichte nach sich ziehen. Die Übungsreihen arbeiten jeweils am ganzen System und am gesamten Energiefluß. Die anschließenden Meditationen und Entspannungen bewirken eine Integration der Energie, die aktiviert worden ist.

Atmung

Die Atmung versorgt das Körper-Geist-System mit Energie und gibt dem Leben Rhythmus. Je nach dem psychischen Zustand verändert sich die Atmung: bei Aufregung wird sie schneller, bei Ruhe und Entspannung wird sie lang und tief. Umgekehrt ist es möglich, über die Tiefe, die Form und den Rhythmus der Atmung auf die eigene Psyche einzuwirken. Bestimmte Atemtechniken ergänzen oder verstärken die Wirkung von Körperübungen. So auch im Kundalini-Yoga und in Meditationen.

Lange, tiefe Atmung zentriert und entspannt

Die lange, tiefe Atmung hat eine wichtige Funktion für die Gesundheit. Sie reinigt das Blut und baut Giftstoffe und Abfallprodukte des Stoffwechsels ab. Die Drüsentätigkeit im gesamten Körper wird aktiviert. Das elektromagnetische Schutzfeld des Körpers, der Aurakörper, wird gestärkt und aufgeladen, es mindert die Anfälligkeit für äußere Negativität, Unfälle und Krankheiten.

Im Kundalini-Yoga ist die lange, tiefe Atmung die grundlegende Atemtechnik. In Entsprechung zur natürlichen Atmung des entspannten Menschen wirkt sie zentrierend und hilft, zu sich zu kommen und sich ruhig und entspannt zu fühlen. Die lange, tiefe Atmung massiert die inneren Organe besser, als es jede äußere Massage vermag, sie versorgt Körper und Geist zugleich mit Sauerstoff und Lebensenergie, aktiviert die physischen und psychischen Reinigungs- und Selbstheilungskräfte und gibt Kraft, um dem Leben positiv entgegenzutreten.

Die lange, tiefe Atmung üben

Atmen Sie durch die Nase, um Ida und Pingala, den Mond- und den Sonnenenergiekanal, auszugleichen. Nutzen Sie Ihre Lungenkapazität voll aus, denn eine zu flache und schnelle Atmung begünstigt Nervosität und innere Unruhe.

Bei der langen, tiefen Atmung wird 5- bis 6mal pro Minute geatmet. Sie beginnt und endet im Bauch. Dabei sind drei Abschnitte zu unterscheiden.

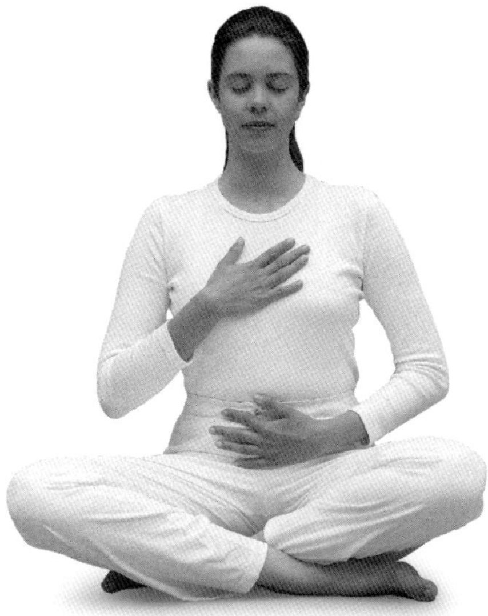

1. Bauch- oder Zwerchfellatmung: der Atem geht tief in den Bauch hinein, die Bauchdecke ist entspannt und wölbt sich, wenn die Luft einfließt, gleichzeitig senkt sich das Zwerchfell.
2. Rippenatmung: die Luft steigt aus dem Bauch hinauf in die Rippen, der Brustkorb weitet sich, hebt sich und die Rippen rücken leicht auseinander.
3. Schlüsselbeinatmung: die Luft steigt weiter hinauf in Richtung der Schlüsselbeine, die Lungenspitzen füllen sich, der obere Brustkorb, das Brustbein und die Schlüsselbeine werden angehoben.
Die Ausatmung erfolgt ebenso langsam, vollständig und bewußt in umgekehrter Reihenfolge: Entleerung des oberen Brustbereiches, dann des zentralen Bereiches des Brustkorbs und schließlich Einziehen des Nabelpunktes, um den letzten Rest der Luft auszustoßen.

Spüren Sie die drei Abschnitte der tiefen, langen Atmung, indem Sie eine Hand auf den Bauch und die andere auf die Mitte der Brust legen. Beobachten Sie Ihren Atemfluß. Sitzen Sie gerade, damit der Energiefluß in der Wirbelsäule nicht behindert wird. Machen Sie die Nackenschleuse: das Kinn wird leicht angezogen wie zu einem Doppelkinn (siehe S. 31 f.).

Feueratmung energetisiert

Die Feueratmung wird im Kundalini-Yoga sehr häufig eingesetzt. Sie ist eine schnelle Bauchatmung, die nur den ersten Teil der langen, tiefen Atmung nutzt und Körper und Geist in kürzester Zeit energetisiert – Feueratmung bringt sehr schnell sehr viel Lebensenergie, Prana, in den Körper. Bei regelmäßigem Üben wird die Lungenkapazität erweitert und die Blutzirkulation verbessert. Feueratmung erhöht die Spannung im Nervensystem und stärkt den Aurakörper, das elektromagnetische Schutzfeld. Durch die starke Zentrierung am Nabelpunkt kann sie sehr hilfreich sein, um Abhängigkeiten zu überwinden. Sie löst giftige Rückstände von Drogenkonsum, Rauchen und schlechter Ernährung und reinigt das Blut.

Die Feueratmung üben

Bei der Feueratmung konzentriert sich der Energiestrom am Nabelpunkt. Die Bauchdecke wird mit einer Pumpbewegung des Unterleibs kraftvoll und kontinuierlich bewegt. Der Atem fließt schnell und ohne Unterbrechung zwischen Ein- und Ausatmung.

Beginnen Sie erst langsam, um den Rhythmus zu üben. Atmen Sie durch die Nase, der Mund ist geschlossen. Wie bei der langen tiefen Atmung ist es wichtig, die Wirbelsäule zu strecken und die Nackenschleuse anzuwenden: das Kinn wird leicht angezogen (siehe auch S. 31 f.).

Beginnen Sie immer mit einer tiefen Einatmung. Bei der Ausatmung wird die Luft ausgestoßen, indem der Bauchnabel und der gesamte Bauch so weit wie möglich zur Wirbelsäule hin angezogen werden. Dabei ist die Brustgegend ziemlich entspannt. Die erneute Einatmung erfolgt, indem Sie die Muskeln im Bauch und in der Nabelgegend loslassen und leicht nach außen drücken, um die Luft in die Lungen zu pumpen. Die Feueratmung geschieht sehr ausgeglichen, ohne besonderen Nachdruck auf Aus- oder Einatmung – beidem kommt dieselbe Bedeutung zu.

Wenn Sie Ihren Rhythmus gefunden haben und ihn kontrollieren können, üben Sie, schneller zu atmen, bis Sie in einem Rhythmus von etwa 2- bis 3mal pro Sekunde ein- und ausatmen.

Es braucht einige Übung, um die Feueratmung zu beherrschen. Überprüfen Sie immer wieder, ob Sie auch richtig herum atmen, d. h., daß der

Bauch gewölbt ist, während Sie *ein*atmen, und eingezogen ist, während Sie *aus*atmen – anfangs tendiert man eher dazu, die Atmung umzukehren. Nach einer Weile wird Ihnen der Rhythmus in Fleisch und Blut übergehen.

Sie können den Prozeß der Reinigung, den diese Atemtechnik bewirkt, unterstützen, indem Sie viel Wasser trinken (mindestens zwei Liter am Tag). Ernähren Sie sich bewußt: essen Sie leichte Nahrung, viel Gemüse und Obst, vielleicht ergänzt durch ein paar Nüsse.

Wichtige Hinweise zum Üben!

- Die Anwendung der Nackenschleuse beim Üben ist wichtig, da sonst ein unangenehmer Druck auf die Augen, die Ohren und das Herz auftreten kann.
- Sollte Ihnen schwindelig werden, so kann das mit dem Reinigungsprozeß zusammenhängen, der die Giftstoffe im Körper in Umlauf gelangen läßt. Entspannen Sie dann für einen Moment die Atmung.
- Die Feueratmung sollte nicht während der Menstruation und der Schwangerschaft angewendet werden, üben Sie in dieser Zeit mit der langen, tiefen Atmung.
- Wenn Sie, besonders als Anfänger, Probleme mit der Feueratmung haben, können Sie sie durch die lange, tiefe Atmung ersetzen.

Rechts- und Linksatmung aktiviert verschiedene Energiekanäle

Die Atmung durch das rechte oder linke Nasenloch hat grundlegend unterschiedliche Wirkung auf den Körper und das Bewußtsein. Das liegt daran, daß mit dieser Atmung zwei verschiedene Energiekanäle, Nadis, aktiviert werden: Ida, der Mondenergiekanal, und Pingala, der Sonnenenergiekanal, die sich im Kopfbereich kreuzen und jeweils eine Gehirnhälfte aktivieren: die Atmung durch das linke Nasenloch stimuliert die rechte und die Atmung durch das rechte Nasenloch die linke Gehirnhälfte.

Die linksseitige Nasenlochatmung aktiviert die Ausscheidungsenergie Apana, die den Körper reinigt. Energetisch versorgt sie die linke Körper-

und die rechte Großhirnhälfte und bewirkt Intuition, Kreativität, Weisheit und Entspannung. Sie steht für das Weibliche, Empfangende, Räumliche und Künstlerische. Sie senkt den Blutdruck. Die rechtsseitige Nasenlochatmung aktiviert die nährende Energie Prana. Sie wirkt auf die rechte Körperseite und auf die linke Gehirnhälfte und damit auf die Tat- und Willenskraft. Sie steht für das Männliche, Aktive, Analytische, Lineare. Sie sorgt dafür, daß der Blutdruck steigt.

Eine normale, ausgeglichene Atmung wechselt etwa alle zweieinhalb Stunden zwischen dem rechten und dem linken Nasenloch. Äußere Einflüsse wie Nervosität oder Aufregung wirken allerdings auf den natürlichen Atemrhythmus ein. In der Umkehrung kann eine der Situation angemessene Atmung bewußt eingesetzt werden, um dem entgegenzuwirken. Bei Aufregung hilft die Atmung durch das linke Nasenloch, ruhiger zu werden; bei Trägheit und Müdigkeit bewirkt die Atmung durch das rechte Nasenloch dagegen die Aktivierung von Körper und Geist.

Einfache Haltung

Sie beginnen jede Übungsreihe in der Grundhaltung des Kundalini-Yoga, der sogenannten einfachen Haltung. Diese Körperhaltung kann mit verschiedenen Hand- und Fingerhaltungen, *Mudras*, kombiniert werden. Wenn nicht anders angegeben, legen Sie die Hände im *Gyan Mudra* (Daumen und Zeigefinger berühren sich, siehe auch S. 30) auf Ihre Knie.

Die einfache Haltung üben

Sie setzen sich in den Schneidersitz: die linke Ferse liegt im Schritt, den rechten Fuß ziehen Sie auf den linken Oberschenkel oder lassen ihn am Boden, je nachdem, was die Elastizität Ihrer Muskulatur zuläßt. Setzen Sie sich so hoch, daß Ihre Knie tiefer liegen als Ihre Hüften und möglichst den Boden berühren – schieben Sie sich ggf. ein Kissen unter das Gesäß. Wenn Sie Schwierigkeiten mit den Knien haben, versuchen Sie, auch die Knie mit Kissen abzustützen.

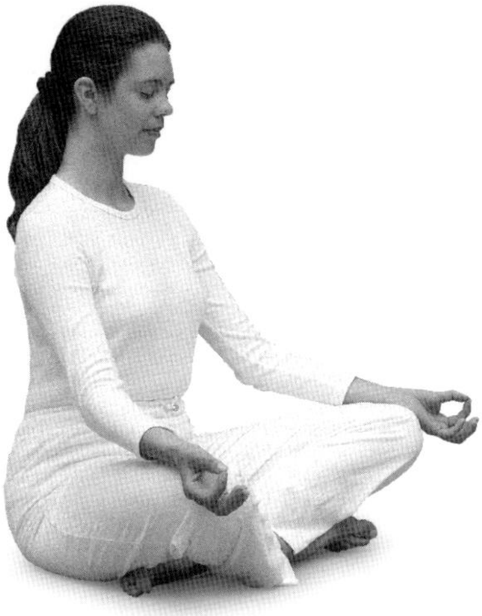

Bringen Sie nun das Becken vor, damit der untere Rücken gerade ist: dazu schieben Sie das Schambein und die untere Wirbelsäule leicht vor. Strecken Sie auch die Brust ein wenig heraus und ziehen Sie das Kinn leicht zu sich heran. Halten Sie den Kopf gerade und lassen Sie ihn nicht nach unten sinken. Der Hals ist in dieser Haltung gerade gestreckt.

Mantras (Konzentrationswörter)

Mantras sind Konzentrationswörter – das Wort Mantra bedeutet «Projektion des Geistes» –, die während der Übung oder Meditation leise oder laut wiederholt werden. Sie sind Hilfsmittel, um den Geist aus unproduktiven Gedankenketten zu lösen, ihn zu zentrieren und einen höheren Bewußtseinszustand zu erreichen. Erst nach dem Loslassen der Gedanken tritt ein Gefühl innerer Stille und Achtsamkeit ein.

Ein Mantra stimuliert durch Vibration bestimmte Meridian-Punkte im Gaumen, die auf das Gehirn, die Organe und die Psyche wirken, sie entspannen und die Aufmerksamkeit fixieren. Bei dieser Energiearbeit ist der Klang wichtiger als der Inhalt. Die Mantras im Kundalini-Yoga stammen zumeist aus dem *Gurmukhi*, einer heiligen Sprache, die mit dem Sanskrit verwandt ist und aus der *Sikh-Dharma*-Tradition in Nordindien stammt.

Das Anfangsmantra

Zu Beginn jeder Übungsreihe wird ein Mantra gesungen, um sich zu öffnen und einzustimmen. Gleichzeitig wird dadurch ein Schutzfeld geschaffen, das dabei hilft, sich auf den Veränderungsprozeß einzulassen, der mit den Übungen bewirkt werden soll.

Das Anfangsmantra üben

Sie sitzen in der einfachen Haltung. Legen Sie die Handflächen vor der Brust aneinander, die Finger zeigen nach oben. Die Daumen liegen am Brustbein und drücken leicht dagegen. So sind Sie in der richtigen Position, um das Anfangsmantra zu singen.
Schließen Sie die Augen und entspannen Sie sich. Konzentrieren Sie sich auf Ihr drittes Auge, den Punkt zwischen den Augenbrauen und der Nasenwurzel. Nehmen Sie den Rhythmus Ihrer Ein- und Ausatmung wahr. Spüren Sie in sich hinein, fühlen Sie Ihren Körper, seinen Kontakt mit dem Boden und mit der Luft um ihn herum. Nehmen Sie auch das Energiefeld wahr, das Sie umgibt, und stellen Sie es sich wie eine goldene Wolke aus Licht vor. Wenn Sie innerlich ruhig geworden sind, atmen Sie tief ein und singen dreimal das folgende Mantra.

ONG NAMO GURU DEV NAMO

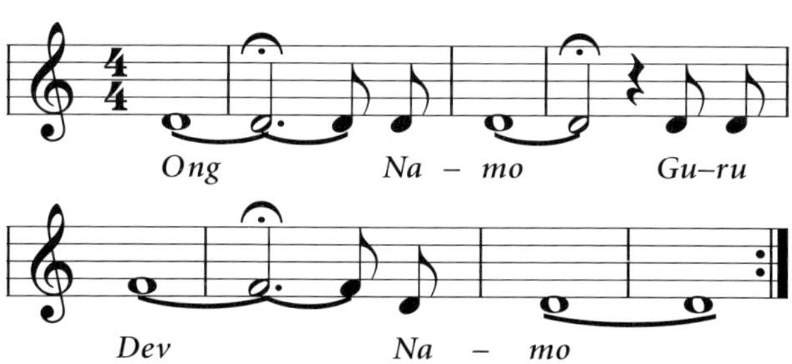

Dieses Mantra bedeutet: Ich grüße und öffne mich für die schöpferische Energie des Universums. Ich öffne mich für den Weg zum Licht. ONG ist die Kreativität des Universums in ihrer aktiven Form. Es drückt die Sehnsucht der Seele nach ihrer Heimat aus. Das Wort GURU, das häufig in Zusammenhang mit anderen Wörtern ein Mantra bildet, bezeichnet die Bewegung vom Dunkel der Unbewußtheit oder des geistigen Schlafes zum Licht der Bewußtheit, inneren Klarheit und Weisheit – GU heißt Dunkel, RU Licht. Der Klang ist also die Unterstützung auf dem Weg vom Dunkel zum Licht, nicht etwa eine konkrete Person. Wenn es sich doch um eine konkrete Person handelt, z. B. bei *GURU RAM DAS*, bewirkt das Mantra eine Verbindung mit der Energie, die diese Person verkörpert hat. GURU DEV NAMO im Anfangsmantra meint die unendliche, erhabene Weisheit.

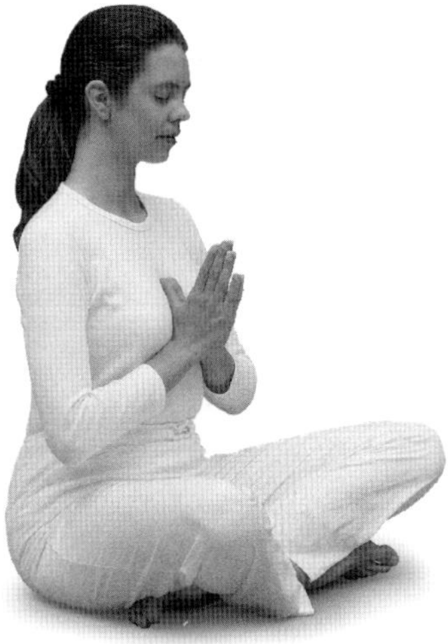

Das Abschlußmantra

Zum Abschluß jeder Übungsreihe werden ein Lied und ein Mantra gesungen, um geschützt in die Außenwelt zurückzukehren. Sie sitzen in der einfachen Haltung, die Handflächen liegen ineinander, die Daumen liegen am Brustbein.

Das Abschlußmantra üben

Sie kommen zurück in die einfache Haltung, bringen die Handflächen vor der Brust zusammen und singen:

May the long time sun shine upon you
all love surround you
and the pure light within you
guide your way on

Singen Sie danach dreimal:
SAT NAM

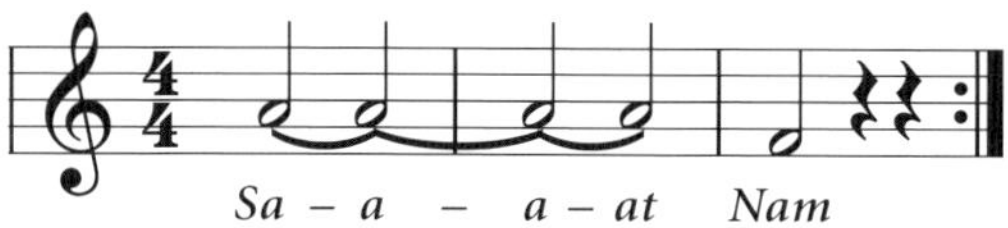

SAT ist die Wahrheit, NAM ist Identität. SAT NAM bedeutet: ich besinne mich auf die «Identität in der Wahrheit», meine wahre Identität jenseits egoistischer Selbstwahrnehmung, also auf das, was ich wirklich bin, wenn ich mich von oberflächlichen Gedanken, Ängsten und Emotionen löse und die echten Bedürfnisse oder Impulse spüre. SAT NAM weckt die Seele und macht die Realität der eigenen Existenz bewußt.

Mudras (Hand- und Fingerhaltungen)

Mudras sind Hand- oder Fingerhaltungen, die bestimmte Meridiane stimulieren und Energieverbindungen herstellen.

Gyan Mudra für Wissen, Ruhe und Empfänglichkeit

Gyan Mudra ist das am häufigsten benutzte Mudra. Daumen (das Ego, das Ich) und Zeigefinger (der Jupiterfinger steht für Weisheit und Wachstum) werden zusammengelegt. Das stimuliert Wissen, innere Ruhe und Empfänglichkeit.

Das Gyan Mudra üben

Legen Sie Daumen und Zeigefinger jeder Hand an den Fingerkuppen aneinander. Die anderen Finger sind gestreckt, die Hände liegen mit den Handflächen nach oben entspannt auf den Knien.

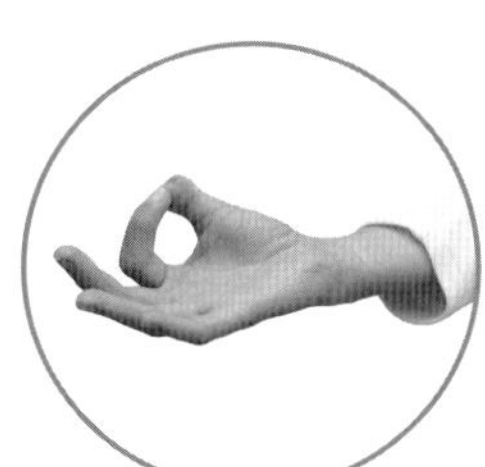

Venusschloß für sexuelle Ausgeglichenheit

Das *Venusschloß* ist ein weiteres häufig gebrauchtes Mudra. Der Name leitet sich daraus ab, daß die Daumen (das Ego, das Ich) mit den Venushügeln unterhalb der Daumenwurzeln in Verbindung gebracht werden. Venus steht für die Kräfte von Sinnlichkeit und Sexualität, die durch dieses Mudra ins Gleichgewicht gebracht werden.

Das Venusschloß üben

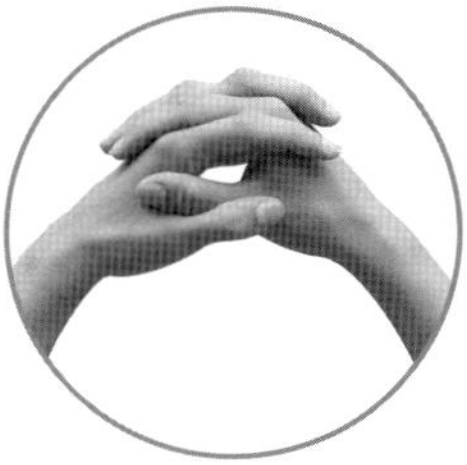
Venusschloß für Frauen

Verschränken Sie die Finger ineinander, bei Frauen liegt der rechte kleine Finger zuunterst, bei Männern hingegen der linke. Bei Frauen liegt der rechte Daumen mit der Spitze auf der Haut zwischen Daumen und Zeigefinger der gegenüberliegenden Hand, der linke Daumen liegt auf dem Venushügel, dem fleischigen Hügel unter der Wurzel des rechten Daumens. Bei den Männern ist die Haltung umgekehrt.

Bandhas (Körperschleusen)

Bandhas, Körperschleusen, konzentrieren die Körperenergie und wirken dadurch positiv auf das Bewußtsein und die Selbstheilungskräfte. Sie sorgen für die Kanalisierung der Lebensenergie Prana in die Hauptenergiebahnen, Nadis. Jede Körperschleuse wirkt auf den Blutkreislauf, stimuliert das Fließen der Rückenmarkflüssigkeit und übt einen spezifischen Druck auf die Nerven aus.

Nackenschleuse für den Fluß von Prana

Die Nackenschleuse, *Jalandhara Bandh*, ist eine der wichtigsten Körperschleusen im Kundalini-Yoga. Sie wird bei allen Übungen und Meditationen angewendet, sofern es nicht anders vorgeschrieben ist. Durch die Nackenschleuse kann Prana ungehindert zum Gehirn und zu den Drüsen im Kopfbereich fließen.

Wichtiger Hinweis zum Üben!

– Die Anwendung der Nackenschleuse beim Üben ist wichtig, da sonst ein unangenehmer Druck auf Augen, Ohren und Herz auftreten kann.

Die Nackenschleuse üben

Ziehen Sie die Muskeln im vorderen Teil des Halses leicht zusammen. Der Kopf bleibt aufrecht, ohne nach vorn zu kippen. Die Halswirbelsäule wird dadurch gerade gestreckt.

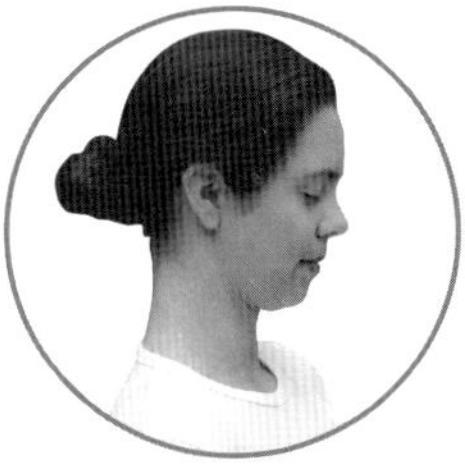

Wurzelschleuse zur Aktivierung der Energie

Die Wurzelschleuse, *Mulbandh*, wird im Kundalini-Yoga sehr häufig benutzt, um die Energie der unteren drei Chakras, im Rektum (Enddarm), in den Geschlechtsorganen und am Nabelpunkt, zu koordinieren und zu kombinieren. Mulbandh integriert die Energie, die durch die Übungen aktiviert wurde.

Die Wurzelschleuse üben

Die Wurzelschleuse wird meist bei angehaltenem Atem angewandt, nach dem Ein- oder nach dem Ausatmen. Ziehen Sie zuerst den Afterschließmuskel zusammen, indem sie ihn gleichzeitig ein- und hochziehen, wie um den Stuhlgang zurückzuhalten. Dann ziehen Sie die Geschlechtsorgane nach oben, so daß die Harnröhre zusammengezogen wird. Schließlich ziehen Sie den Nabelpunkt ein, indem Sie den unteren Bauch zur Wirbelsäule hin drücken, so daß Rektum und Geschlechtsorgane zum Nabelpunkt hinaufgezogen werden.

Entspannung

Nach dem Üben folgen mit der Entspannung die innere Einkehr und das Nachspüren. Sie können diese Entspannung in der einfachen Haltung oder auf dem Rücken liegend genießen.

Nach jeder Übung

Entspannen Sie ganz bewußt jeden Muskel Ihres Körpers. Spüren Sie Ihre Energie und bringen Sie die Konzentration zurück auf Ihr drittes Auge, den Punkt zwischen den Augenbrauen und der Nasenwurzel. Fühlen Sie in Ihren Körper hinein und lassen Sie Atmung und Herzschlag ruhig werden. Beenden Sie die Entspannung, indem Sie tief ein- und ausatmen, recken und strecken Sie den ganzen Körper.

Lange, tiefe Entspannung am Ende der Übungsreihe

Zum Schluß jeder Übungsreihe entspannen Sie auf dem Rücken. Decken Sie sich zu. Diese tiefe Entspannung erlaubt die Integration der Energie, die Sie aktiviert haben, löst Energieblockaden und sorgt dafür, daß Ungleichgewichte ausgeglichen werden.

Die lange, tiefe Entspannung üben

Legen Sie sich auf den Rücken, lassen Sie die Füße entspannt nach außen sinken und legen Sie die Arme mit den Handflächen nach oben locker neben den Körper. Liegen Sie gerade. Lösen Sie jede Verspannung, die in Ihrem Körper verblieben ist, indem Sie jede Kontrolle über Körper, Atmung und Gedanken loslassen.

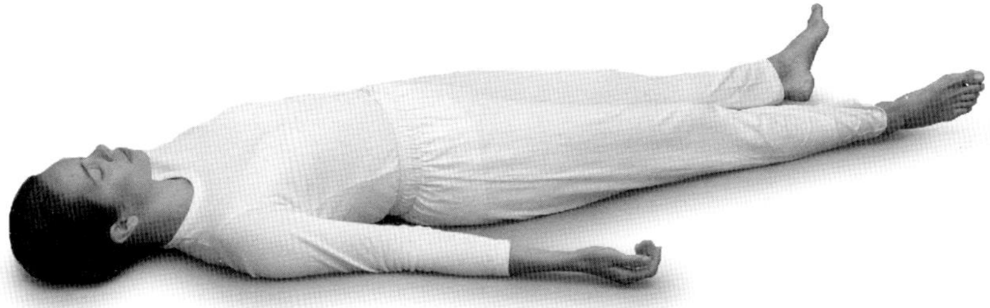

Um wieder aus der Entspannung zu kommen, recken und strecken Sie Ihren ganzen Körper. Kreisen Sie dabei die Hand- und Fußgelenke. Reiben Sie Hand- und Fußflächen kräftig aneinander, um die Energie und den Kreislauf wieder in Schwung zu bringen.

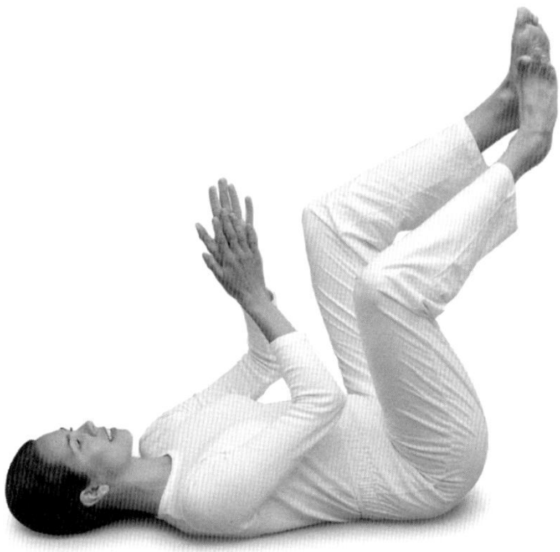

Katzenstreckung: verschränken Sie die Hände im Nacken, ziehen Sie ein Knie zum Körper und dehnen Sie das angewinkelte Knie über das gestreckte Bein hinweg zum Boden. Lassen Sie dabei die Schultern am Boden und drehen Sie den Kopf in die Gegenrichtung. Dehnen Sie auch in die andere Richtung.

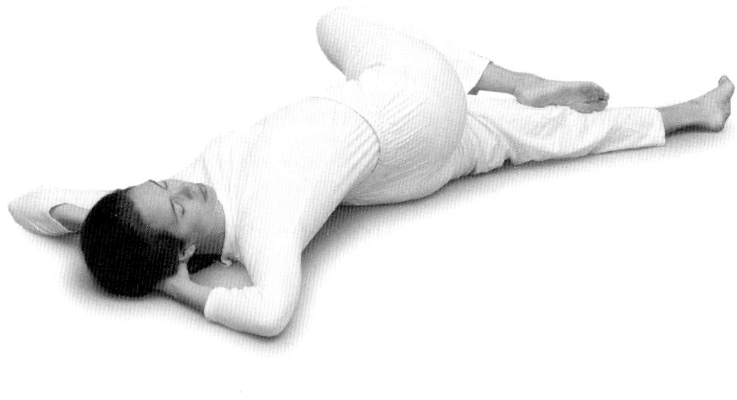

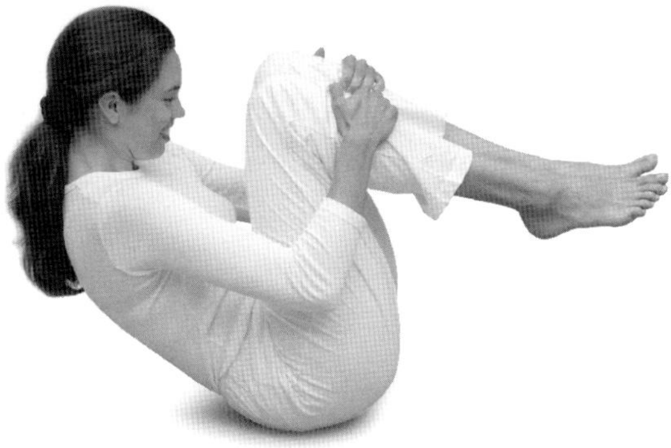

Ziehen Sie Ihre Knie zur Brust, umfassen Sie sie mit den Armen und machen Sie sich ganz rund. Beginnen Sie, auf der Wirbelsäule auf und ab zu rollen.

Wichtige Hinweise zum Üben!

- Achten Sie auf eine weiche Unterlage.
- Wenn Ihr Rücken dazu noch nicht flexibel genug ist oder Sie Bandscheibenprobleme haben, schaukeln Sie von einer Seite auf die andere, von links nach rechts und wieder zurück.

Meditation

Wenn Sie an eine Übungsreihe eine Meditation anschließen möchten, dann machen Sie sie nach der langen, tiefen Entspannung und vor dem Abschlußmantra.

Sie können natürlich auch meditieren, ohne vorher eine gesamte Übungsreihe ausgeführt zu haben. Betrachten Sie die Meditation dann als Übungsreihe für sich: wärmen Sie sich mit den Aufwärmübungen für die Wirbelsäule (siehe S. 43 ff.) auf, um Ihre Energie ins Fließen zu bringen. Beginnen Sie mit dem Anfangsmantra und enden Sie – nach einigen Minuten des «In-sich-Hineinspürens» – mit dem SAT NAM (siehe S. 28 ff.).

Die Meditation üben

Werden Sie während der Meditation zum Beobachter dessen, was in Ihnen geschieht. Vielleicht erleben Sie ein Glücksgefühl und innere Ruhe, vielleicht aber auch inneren Widerstand, störende Gedanken oder körperliches Unbehagen. Lassen Sie alles zu, greifen Sie nicht ein und lassen Sie sich nicht ablenken. Der Weg zur Ruhe gehört genauso zur Meditation wie die Ruhe selbst – in der Meditation ist der Weg das Ziel.

Lassen Sie die Gedanken, die kommen, einfach wieder wegfließen, ohne ihnen Aufmerksamkeit zu geben. Konzentrieren Sie sich auf Ihre Atmung. Kehren Sie immer, wenn Sie abgelenkt werden, zu Ihrer Konzentration zurück. Sie werden merken, daß sich im Laufe der Zeit Ihr Bewußtseinszustand verändert und innere Ruhe einkehrt.

Vor dem Üben – Kundalini-Yoga in der Praxis

Bevor Sie mit den Übungsreihen beginnen

Jede Übungsreihe ist eine Reise zu sich selbst. Stimmen Sie sich darauf ein und werden Sie innerlich ruhig. Nehmen Sie sich Zeit und Raum. Kreieren Sie vielleicht ein ganz eigenes kleines Ritual, das Ihnen hilft, den Alltag loszulassen und zu sich selbst zu kommen: Sie können zum Beispiel ein Räucherstäbchen oder eine Kerze anzünden, sich eine bestimmte Decke auf den Boden oder über die Schultern legen und ruhige Meditationsmusik hören.

Die in diesem Buch vorgestellten Übungsreihen sind für den Körper grundsätzlich unproblematisch, sofern Sie mit hoher Aufmerksamkeit dabei sind, sich Ihrer eigenen Grenzen bewußt sind und die Übungen langsam aufbauen. Machen Sie sich klar, daß jede Übungsreihe am ganzen Körper-Geist-System arbeitet, selbst wenn ein spezifisches Thema im Vordergrund steht. Wohlbefinden und Zufriedenheit setzen die systematische Verbesserung des gesamten Energieflusses voraus.

Die folgenden Übungshinweise sollten Sie auf jeden Fall beachten.

Vor den Übungen

- Stellen Sie für das Üben eine Flasche Wasser bereit, denn das Trinken unterstützt den Reinigungsprozeß.
- Nehmen Sie die letzte Mahlzeit mindestens zwei Stunden vor dem Üben ein, damit die Verdauung Ihre Energie nicht blockiert.
- Tragen Sie beim Üben bequeme Kleidung, die Ihnen Beweglichkeit und guten Luftaustausch bietet.

– Ändern Sie keinesfalls die Reihenfolge der Übungsreihen, denn Sie arbeiten mit komplexen feinstofflichen Energien – jede Veränderung des Ablaufs beeinflußt die Wirkung auf unkontrollierte Weise.
– Stellen Sie, falls vorhanden, einen Timer bereit, auf dem Sie die Zeitdauer der Übungen einstellen können.

Während der Übungen

– Beginnen Sie jede Übungsreihe mit dem Anfangsmantra – Sie sitzen in der einfachen Haltung und stimmen sich mit ONG NAMO GURU DEV NAMO ein (siehe S. 28f.) – und enden Sie mit dem Abschlußmantra – Sie singen dreimal SAT NAM (siehe S. 29f.).
– Machen Sie vor der Übungsreihe grundsätzlich einige «Aufwärmübungen für die Wirbelsäule» (siehe S. 43ff.), um Ihren Körper vorzubereiten und den Energiefluß zu stimulieren. Beginnen Sie erst danach mit dem Übungsset Ihrer Wahl.
– Lassen Sie während des Übens jeden Gedanken an andere Dinge los, die Sie vielleicht gerade erledigen müßten. Sie werden ruhiger und ausgeglichener und damit klarer und effizienter.
– Orientieren Sie sich als Anfänger eher an kürzeren Übungszeiten und bauen Sie langsam darauf auf. Im fortgeschrittenen Stadium können Sie die Übungszeit auf die angegebene maximale Länge ausweiten.
– Führen Sie jede Übung so korrekt aus, wie Sie können. Wenn die angegebene Aufgabe oder Länge Ihre körperliche Leistungsfähigkeit übersteigt, machen Sie Pausen, entspannen Sie den Körper, atmen Sie einmal oder mehrmals tief durch und fahren Sie dann fort. Behalten Sie Ihre Konzentration bei.
– Konzentrieren Sie sich während der Übungen – soweit nicht anders angegeben – auf Ihr drittes Auge: Sie halten die Augen geschlossen und schauen von innen auf den Punkt zwischen den Augenbrauen und der Nasenwurzel, indem Sie die Augen leicht nach oben und innen drehen. Damit wird über die Hirnanhangsdrüse (Hypophyse) das Drüsensystem positiv beeinflußt und die Intuition angeregt.
– Bleiben Sie während der Übungen aufmerksam bei Ihrer Atmung, Ihrem Körper und Ihren Bewegungen.
– Bleiben Sie während der Übungen entspannt und machen Sie sich be-

wußt, daß jede Anspannung den Fluß Ihrer Energie blockiert. Versuchen Sie, um so entspannter zu sein, je schwerer die Übung ist. Entspannen Sie alle Muskeln, die Sie nicht für die Ausführung der Übung benötigen, vor allem im Gesicht, im Kiefer und im Nacken. Ein verspannter Mund z. B. blockiert die Energie in den unteren Chakras. Lächeln Sie von innen. Fühlen Sie sich zentriert und konzentriert und atmen Sie tief und ruhig durch die Nase.

- Spüren Sie bei der Übungsausführung in sich hinein und gehen Sie immer nur so weit, wie es sich angenehm anfühlt. Beginnen Sie, indem Sie die Muskeln langsam dehnen und lang und tief atmen. Wenn Sie lockerer werden und spüren, wie Ihre Muskeln sich entspannen, lassen Sie die Bewegung schneller und die Atmung tiefer und kräftiger werden. Unterfordern Sie sich jedoch nicht, sondern nutzen Sie Ihre Kraft.
- Beenden Sie jede Übung, indem Sie tief einatmen und den Atem einen Moment halten – dabei können Sie leicht die Wurzelschleuse ziehen (siehe S. 32). Machen Sie nach jeder Übung eine kurze Entspannungspause in der einfachen Haltung, im Fersensitz oder auf dem Rücken. Spüren Sie in Ihren Körper hinein und lassen Sie die Atmung und den Herzschlag ruhig werden.
- Entspannen Sie sich nach der Übungsreihe für 10 bis 15 Minuten auf dem Rücken. Dann dehnen, strecken und recken Sie sich und rollen auf Ihrer Wirbelsäule auf und ab (siehe S. 35).
- Schließen Sie, wenn Sie möchten, eine Meditation an. Beenden Sie die Meditation, indem Sie wieder einige Zeit in sich hineinspüren.
- Schulen Sie Ihre Bewußtheit für das, was in Ihrem Körper vorgeht. Entwickeln Sie ein Gefühl für Ihre ganz persönliche Leistungsgrenze und schieben Sie sie geduldig immer um ein kleines Stück hinaus.
- Überfordern Sie sich nicht. Denken Sie daran: erst die Übung macht den Meister. Sie sollen keine spezifischen Leistungen erbringen, sondern Ihre Meridiane öffnen und den Energiefluß stimulieren. Der Punkt, an dem das geschieht, ist individuell verschieden – er variiert sogar von Stunde zu Stunde, je nach der energetischen Verfassung (morgens ist der Körper z. B. viel steifer als am Abend).
- Achten Sie beim Üben besonders auf Ihre persönlichen körperlichen «Schwachpunkte» und brechen Sie eine Übung sofort ab, wenn sie Ihnen Schmerzen bereitet.

– Lassen Sie sich nicht entmutigen, wenn Sie anfangs nicht in der Lage sind, die Positionen so einzunehmen, wie es die Übungsbeschreibung und das Foto vorsehen. Sie werden bald merken, daß kontinuierliches Üben die Muskulatur dehnfähiger und den Körper beweglicher macht und es immer einfacher wird, die Körperspannung und die Konzentration zu halten.

Wichtige Hinweise zum Üben! In folgenden besonderen Situationen eignen sich manche Übungen nicht oder nur in abgewandelter Form.

– Während der Menstruation vermeiden Sie großen Druck auf den Bauch und den Unterleib (Nabelpumpen, Sat Kriya, Mulbandh, Bogenposition, Streckposition, Feueratmung). Verzichten Sie ganz auf den Druck oder kürzen Sie die Dauer der Übungsausführung.
– In der Schwangerschaft sollten Sie spezielle Übungen für die Öffnung des Beckens und die Stärkung des Beckenbodens machen. Vermeiden Sie dieselben Übungen und Atemtechniken wie während der Menstruation, alle Bauchmuskelübungen, alle Umkehrübungen und alle Übungen und Entspannungen in der Rückenlage (siehe dazu auch Stülpnagel 1997, Khalsa Tarn Taran Kaur 1994).
– Bei Narben, Verletzungen o. ä. vermeiden Sie Druck und starke Beanspruchung in der jeweiligen Körperzone.
– Bei Problemen mit der Halswirbelsäule oder der Schilddrüse vermeiden Sie es, den Kopf weit nach hinten oder nach vorn zu beugen und ihn zu kreisen. Gehen Sie über eine Streckung des Kopfes in Verlängerung der Wirbelsäule nicht hinaus.
– Bei Bandscheiben- und Ischiasproblemen vermeiden Sie alle Übungen, bei denen der Kopf und Knie angenähert werden, sowie Übungen, bei denen die Wirbelsäule gedreht oder gekreist wird (z. B. Rollen auf der Wirbelsäule, Sufikreise, Katzenstreckungen).
– Bei Problemen mit den Kniegelenken achten Sie bei allen Hockübungen (z. B. Krähenposition, Frosch) darauf, daß die Knie sich nicht unterhalb Ihres Gesäßes befinden. In der einfachen Haltung stützen Sie die Knie mit Kissen ab oder setzen sich auf ein

Bänkchen. Ersetzen Sie ggf. den Fersensitz durch die einfache Haltung.
- Bei Durchblutungsstörungen oder Krampfadern vermeiden Sie langes Sitzen. Strecken Sie die Beine zwischendurch immer wieder aus. Ersetzen Sie ggf. den Fersensitz durch die einfache Haltung.
- Bei Bluthochdruck vermeiden Sie Feueratmung und die Atmung durch das rechte Nasenloch.
- Wenn Sie schwerwiegende körperliche oder seelische Probleme haben, sprechen Sie unbedingt mit dem Yoga-Lehrer oder einem Arzt oder Heilpraktiker Ihres Vertrauens, bevor Sie mit dem Yoga beginnen. Bitte beachten Sie: Yoga ersetzt keine ärztliche oder psychotherapeutische Behandlung. Es kann, sinnvoll angewendet, diese jedoch unter Umständen positiv ergänzen.

Dieses Buch gibt eine Einführung in grundlegende Übungsreihen des Kundalini-Yoga. Ausführlicher können Sie es bei einem ausgebildeten Lehrer des 3HO-Vereins «Happy, Healthy, Holy-Organisation», der Vereinigung der Lehrer und Schüler des Kundalini-Yoga, erlernen, der Sie auf der «Reise zu sich selbst» begleitet (siehe S. 187).

Sprechen Sie mit Ihrem Yoga-Lehrer oder mit anderen über physische und psychische Veränderungen, die vielleicht mit der Ausübung des Yoga einhergehen. Zögern Sie nicht, sich Rat und Unterstützung zu suchen, wenn Sie das Gefühl haben, daß Sie sie benötigen.

So strukturieren Sie Ihre Übungsreihe

- Sie stimmen sich mit ONG NAMO GURU DEV NAMO ein.
- Sie wärmen sich mit den Übungen für die Wirbelsäule auf.
- Sie entspannen nach der Übungsreihe 10 bis 15 Minuten auf dem Rücken.
- Sie schließen die Meditation an und beenden sie, indem Sie in sich hineinspüren.
- Sie singen 3mal SAT NAM.

Die Wirbelsäule: Flexibilität für Körper und Seele

Die Wirbelsäule hat unter den Belastungen des modernen Alltags besonders zu leiden. Unfunktionale Haltungen und einseitige oder mangelnde Bewegung sind dafür ebenso verantwortlich wie Streß und emotionale Belastung. Mit zunehmendem Alter werden die Probleme häufig chronisch, besonders die Wirbelsäule wird unbeweglicher und «versteinert».

Eine elastische Wirbelsäule ist die Voraussetzung dafür, daß das gesamte Chakra-System mit Energie versorgt wird. Wenn die Energie im Hauptenergiekanal Sushumna die Wirbelsäule hinauffließt, öffnen sich die Haupt-Nadis und Chakras; Blockaden, die den Energiefluß stören, werden aufgelöst. Physiologisch entspricht dem zentralen Energiekanal Sushumna der Hauptnervenstrang des Körpers, dem zwischen den Wirbeln weitere Nerven entspringen und zu den Organen und Körperregionen laufen. Verspannungen im Wirbelsäulenbereich wirken sich dementsprechend auf das gesamte Chakra- und Nadi- bzw. Nervensystem des Körpers aus.

Aufrichtigkeit und Beweglichkeit

Auf der körperlichen Ebene ist die Wirbelsäule die Stütze des Körpers. Die Wirbel sorgen als flexible, ineinander verschieb- und in unterschiedliche Richtungen neigbare Elemente für vielseitige Beweglichkeit. Psychisch steht die Wirbelsäule für die Bereitschaft, Verantwortung für sich selbst zu übernehmen. Die anatomische Elastizität der Wirbelsäule bestimmt auch die innere Flexibilität und die Fähigkeit, sich wechselnden Situationen anzupassen. Sie reflektiert die innere Haltung und die Einstellung dem Leben gegenüber: die Tendenz, Problemen aufrecht und offen entgegenzutreten, «Rückgrat zu zeigen», oder aber, in sich zusammengekrümmt möglichst wenig Widerstandsfläche zu bieten.

Genau das macht den Unterschied aus, ob das Leben eine freudige Herausforderung darstellt und man überraschende Entwicklungen genießen kann oder ob es als unabwendbares Schicksal duldsam ertragen wird. Innere Flexibilität erlaubt es, mit den Stürmen des Lebens, mit

Streß und Anstrengung so umzugehen wie die Äste der Weide, die dem Wind biegsam und flexibel ausweichen, anstatt starren Widerstand zu leisten und vielleicht daran zu zerbrechen.

Flexibilität und Stärke herstellen

Systematische Streckungen und Beugungen machen die Wirbelsäule flexibel, sie stärken das Bindegewebe und die Muskulatur und bewahren vor Schäden an den Wirbeln. Mit der Biegsamkeit wird der Energiefluß in der Wirbelsäule verbessert, denn Anspannungen und Blokkaden werden gelöst und die dadurch gebundene Energie freigesetzt. Abfallprodukte des Stoffwechsels und Gifte werden abgebaut. Die Zirkulation der Rückenmarksflüssigkeit wird vermehrt und das Gehirn mit mehr Energie versorgt – man fühlt sich geistig klarer und konzentrierter. Die Zirkulation von Lebensenergie, Prana, verbessert sich, und die Kundalini-Energie kann in der Wirbelsäule aufsteigen.

Druck und Überforderung loslassen

Übungen für die Wirbelsäule sorgen auch dafür, daß innere Starrheit aufgelöst wird. Sie ermöglichen, Lasten von den Schultern abzuladen. Schmerzen in der Wirbelsäule und im unteren Rücken zeugen von niederdrückenden Belastungen, die man vielleicht nicht wahrhaben will; im Brustbereich können sie darauf hinweisen, daß man nicht über den für sich selbst benötigten Raum verfügt. Probleme mit der Halswirbelsäule deuten Überforderung durch die Umwelt an; Bandscheibenprobleme können zeigen, daß es an Unterstützung mangelt und das Gleichgewicht zwischen Anspannung und Entspannung gestört ist.

Aufwärmübungen für die Wirbelsäule

Die folgenden Übungen dienen der Auflockerung, Streckung und Flexibilisierung der Wirbelsäule. Sie öffnen die Chakras und gleichen ihre energetische Ladung aus. Sie können insgesamt oder einzeln vor den Übungsreihen oder Meditationen durchgeführt werden.

1 Schmetterling Sie sitzen in der einfachen Haltung. Bringen Sie die Fußsohlen zusammen. Der Rücken ist möglichst gerade, das Kinn leicht angezogen. Verschränken Sie die Hände und legen Sie sie um die Zehen. Ziehen Sie die Fersen soweit wie möglich zum Körper. Fangen Sie langsam an, die Knie auf und ab zu bewegen. Entspannen Sie dabei die Oberschenkelmuskulatur.
1 bis 3 Minuten.

Die Übung öffnet das Becken und dehnt die Muskeln auf der Innenseite des Beins.

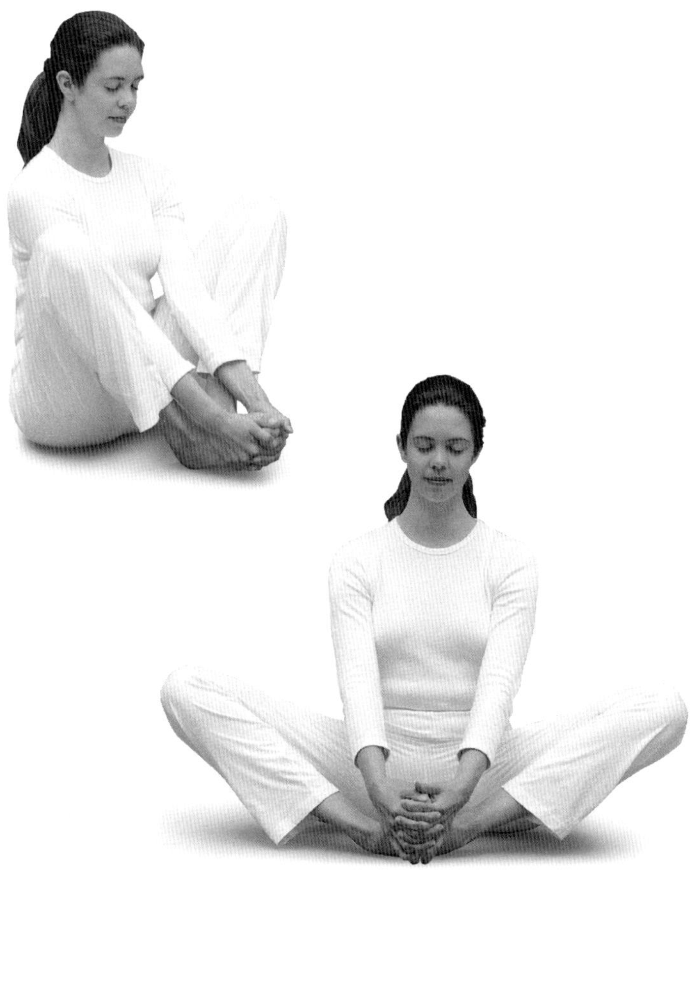

2 Sufikreise Sie sitzen in der einfachen Haltung, die Hände liegen auf den Knien. Lassen Sie den Oberkörper aus der Hüfte heraus kreisen, der Kopf bleibt dabei in der Mitte. Wenn Sie nach vorne kreisen, beugen Sie die Brust vor und atmen Sie dabei ein. Wenn Sie nach hinten kreisen, machen Sie einen runden Rücken, indem Sie die Wirbelsäule nach hinten beugen, und atmen Sie dabei aus.

1 bis 2 Minuten.

Kreisen Sie nun in die andere Richtung.

1 bis 2 Minuten.

Diese Übung bewirkt eine allgemeine Lockerung der Wirbelsäule.

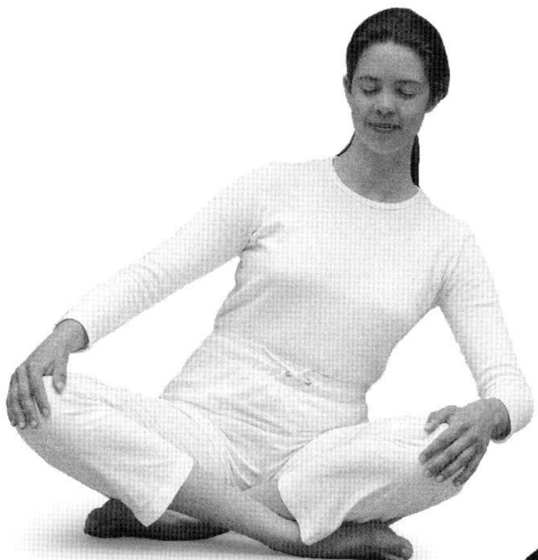

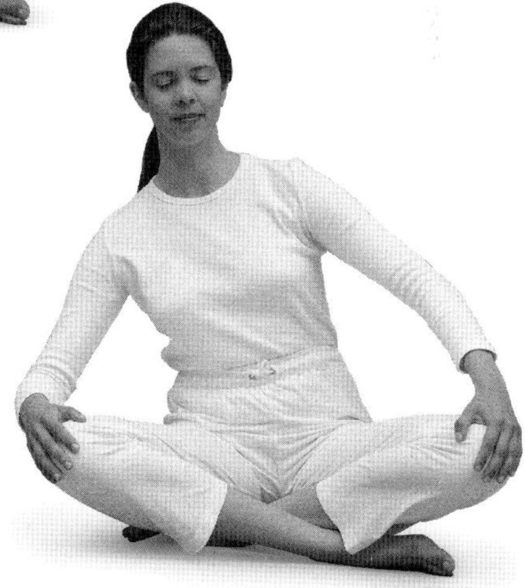

3 Kamelritt Fersensitz: Sie setzen sich auf die Füße. Die Wirbelsäule ist gerade, die Hände liegen entspannt auf den Oberschenkeln. Beugen Sie die Wirbelsäule mit der Einatmung nach vorn, indem Sie den unteren Rücken vorbeugen und die Brust strecken. Halten Sie dabei die Schultern und den Kopf still, bewegen Sie möglichst nur die Wirbelsäule. Beugen Sie die Wirbelsäule mit der Ausatmung nach hinten, indem Sie einen runden Rücken machen. Konzentrieren Sie sich auf den unteren Teil des Rückens.
1 bis 3 Minuten.

Wichtige Hinweise zum Üben!

- Setzen Sie sich möglichst auf die Fersen und nicht auf die Seiten der Füße, um mit den Hacken wichtige Meridianpunkte im Gesäß zu stimulieren.
- Wenn Sie mit der Sitzposition Schwierigkeiten haben, können Sie sich ein Kissen zwischen die Beine und das Gesäß legen.

Diese Übung lockert den unteren Teil des Rückens.

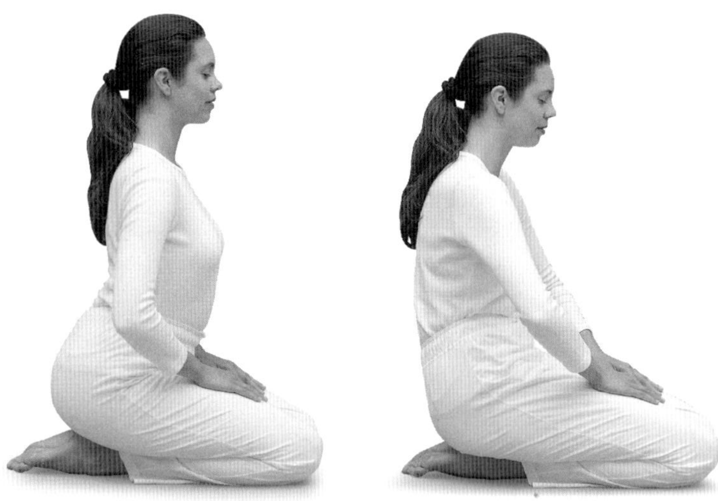

4 Side twists Die Ausgangstellung ist die einfache Haltung (siehe S. 26f.). Bringen Sie die Hände zu den Schultern, die Finger umfassen die Schultern vorn, die Daumen von hinten. Drehen Sie den Oberkörper mit der Einatmung nach links und mit der Ausatmung nach rechts. Drehen Sie den Nacken vorsichtig mit, als ob Sie über die Schulter nach hinten schauen. Konzentrieren Sie sich auf Ihr drittes Auge und atmen Sie tief in den Bauch, damit Ihnen nicht schwindelig wird.
1 bis 3 Minuten.

Die Übung wirkt auf den Brustbereich und öffnet das Herzzentrum.

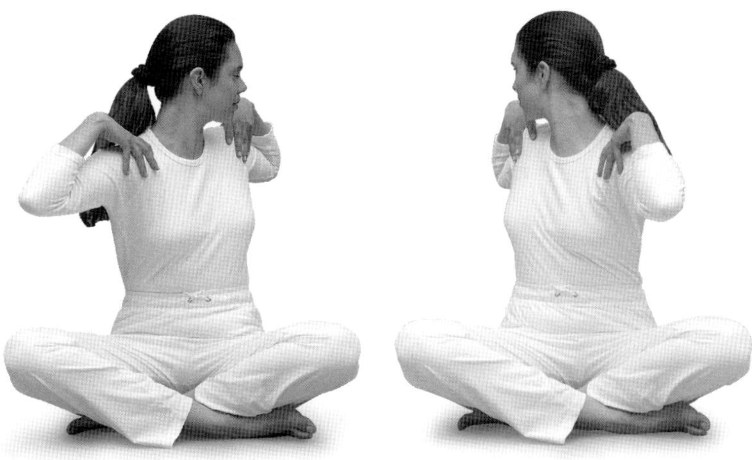

5 Schulterübung Sie bleiben in der einfachen Haltung (siehe S. 26f.). Entspannen Sie die Hände auf den Knien. Während Sie einatmen, ziehen Sie die Schultern zu den Ohren hoch; während Sie ausatmen, lassen Sie sie entspannt nach unten sinken. Halten Sie die Wirbelsäule gerade gestreckt.
1 bis 3 Minuten.

Diese Übung löst Verspannungen in den Schultern und öffnet gemeinsam mit der folgenden Übung die Verbindung zum Kopf.

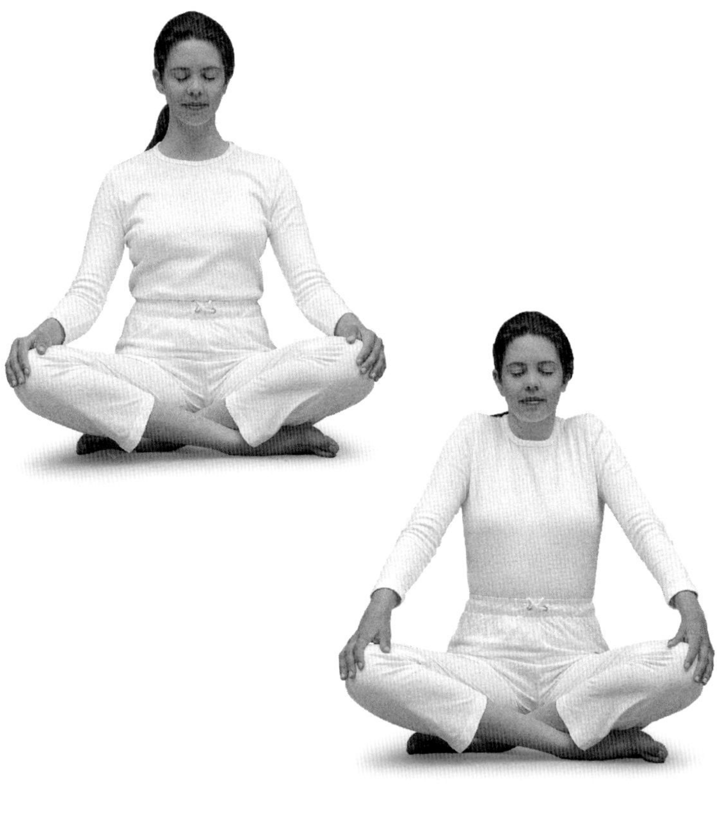

6 Nackenrollen Sie bringen das Kinn zur Brust und kreisen den Kopf langsam, leicht und ohne Druck zur rechten Schulter, dann nach hinten zur linken Schulter und langsam wieder nach vorn. Kreisen Sie sehr vorsichtig, langsam und bewußt, spüren Sie jeden Widerstand. Halten Sie das Gewicht des Kopfes und lassen Sie ihn nicht zu schwer werden. Entspannen Sie die Schultern. Atmen Sie lang und tief.
1 bis 2 Minuten.
Wechseln Sie die Richtung.
1 bis 2 Minuten.

Wichtiger Hinweis zum Üben!

– Wenn Sie Probleme mit der Halswirbelsäule haben, machen Sie nur halbe Kreise von der linken Schulter nach vorne, zur rechten Schulter und zurück.

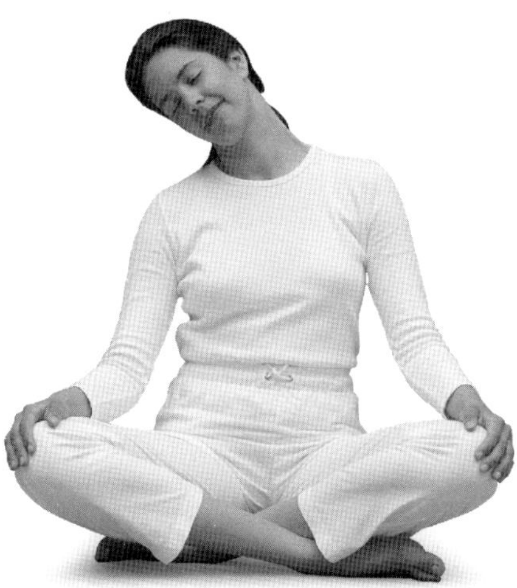

7 Katze-Kuh Sie kommen auf «alle viere», also auf Knie und Hände, die Arme und die Beine sind schulterbreit voneinander entfernt. Beugen Sie mit der Einatmung die Wirbelsäule nach unten und bringen Sie den Kopf vorsichtig in den Nacken. Machen Sie mit der Ausatmung einen Katzenbuckel nach oben und bringen Sie den Kopf zur Brust.
1 bis 3 Minuten.

Wichtiger Hinweis zum Üben!

– Wenn Sie Probleme mit der Halswirbelsäule haben, bewegen Sie den Kopf nicht mit, sondern halten Sie ihn in Verlängerung der Wirbelsäule.

Die Übung flexibilisiert die Wirbelsäule, lockert den Nacken und stärkt das Nervensystem.

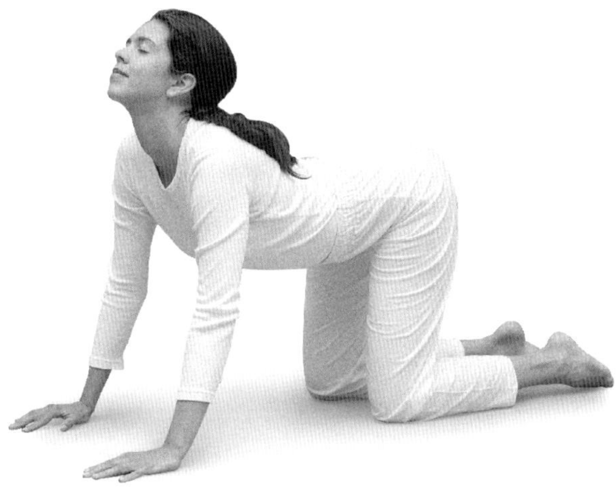

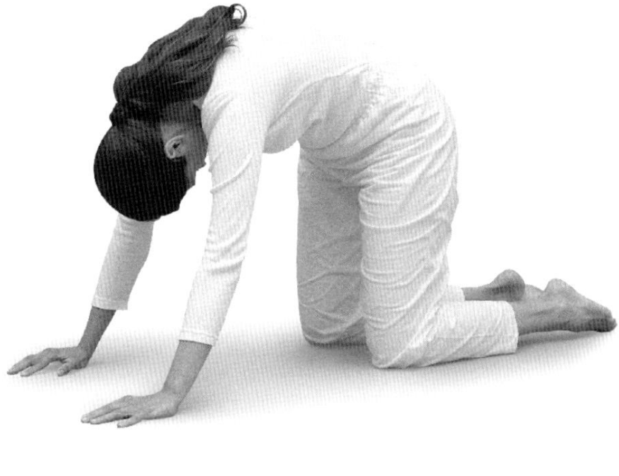

8 Lebensnervstreckung (a) Sie setzen sich hin, strecken die Beine gerade nach vorn aus und lassen die Kniekehlen während der ganzen Übung am Boden. Beugen Sie sich aus der Hüfte heraus vor. Versuchen Sie, Ihre Zehen zu fassen – geht das nicht, fassen Sie Ihre Knöchel oder Ihre Waden. Wenn Sie die Zehen erreichen, drücken Sie mit dem Daumen auf den Zehennagel, mit den Fingern auf den fleischigen Teil des großen Zehs. Wenn Sie die Zehen nicht erreichen, ziehen Sie die Fußspitzen zum Körper hin. Während Sie einatmen, strecken Sie die Wirbelsäule und bringen die Brust vor; während Sie ausatmen, beugen Sie sich aus der Hüfte nach unten und bringen die Stirn zu den Knien (bzw. so weit zu den Knien, wie Sie können).
1 bis 2 Minuten.

Diese und die folgende Übung dehnen den sogenannten «Lebensnerv», der Kraft und Lebensfreude aktiviert. Sie wirken auf den Blasenmeridian und beugen Ischiasbeschwerden vor.

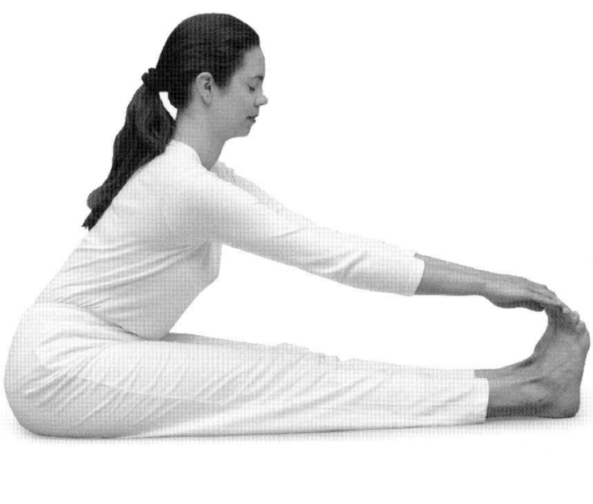

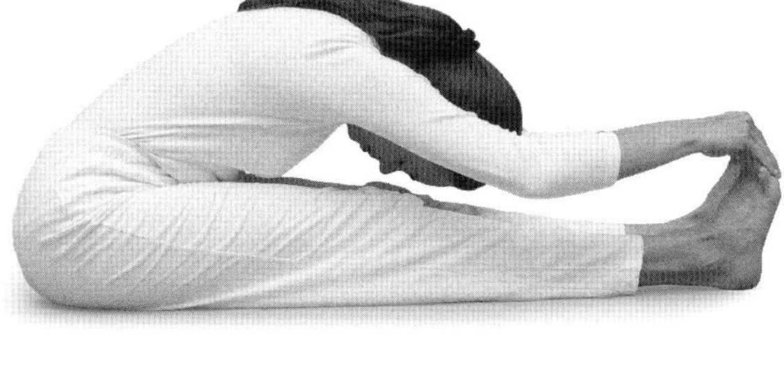

9 Lebensnervstreckung (b) Sie sitzen mit gestreckten Beinen. Bringen Sie die rechte Ferse zum linken Oberschenkel. Das linke Bein ist am Boden gerade nach vorn ausgestreckt. Fassen Sie mit den Händen – wenn möglich – Ihren linken Zeh, sonst Ihre Knöchel oder Waden. Mit der Einatmung strecken Sie die Wirbelsäule, mit der Ausatmung beugen Sie sich aus der Hüfte nach unten und bringen die Stirn zum linken Knie.
1 bis 2 Minuten.
Wechseln Sie dann die Beine, bringen Sie die linke Ferse zum rechten Oberschenkel und wiederholen Sie.
1 bis 2 Minuten.

Die Übung streckt den Lebensnerv, wirkt auf die Ausscheidung und aktiviert die Reinigungsprozesse im Körper.

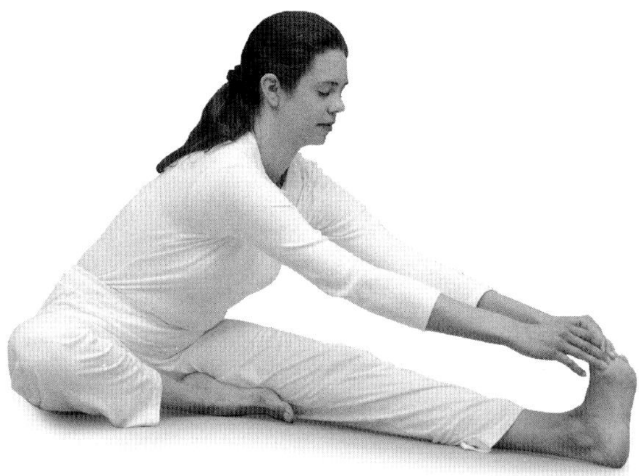

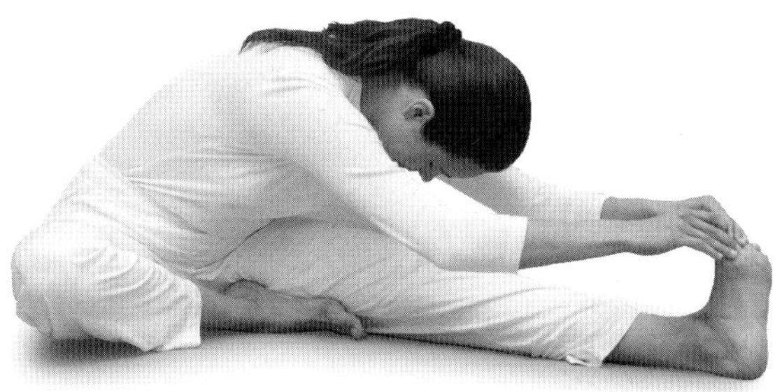

10 Gegrätschte Vorwärtsstreckung

Sie sitzen mit gestreckten Beinen. Spreizen Sie die Beine so weit, wie es für Sie angenehm ist. Beugen Sie sich mit dem Oberkörper vor und fassen Sie Ihre Zehen oder Waden. Atmen Sie ein und strecken Sie die Wirbelsäule. Atmen Sie aus und beugen Sie den Oberkörper aus der Hüfte zum linken Knie. Mit der nächsten Einatmung strecken Sie die Wirbelsäule wieder, mit der Ausatmung beugen Sie den Oberkörper zum rechten Knie.
1 bis 2 Minuten.

Diese Übung wirkt gegen Darmträgheit und bringt die sexuelle Energie ins Gleichgewicht.

11 Entspannung

Entspannen Sie 10 bis 15 Minuten auf dem Rücken.

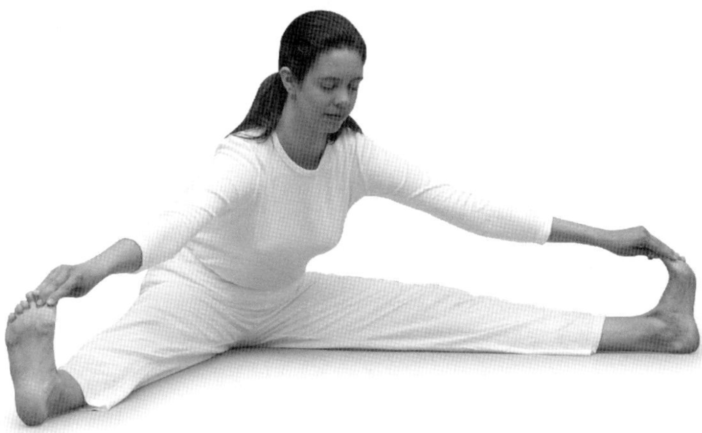

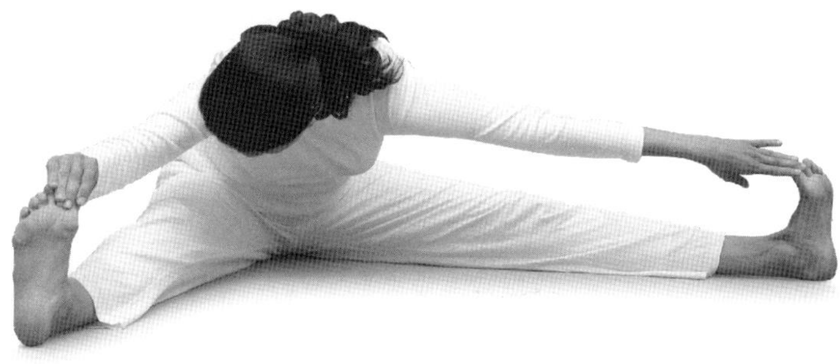

SAT-NAM-Meditation für alle Chakras

Die SAT-NAM-Meditation aktiviert den Energiefluß in der Wirbelsäule und öffnet die Chakras. Sie reinigt den Geist in «sieben Wellen», wie die Wellen des Ozeans den weißen Sand des Strandes waschen.

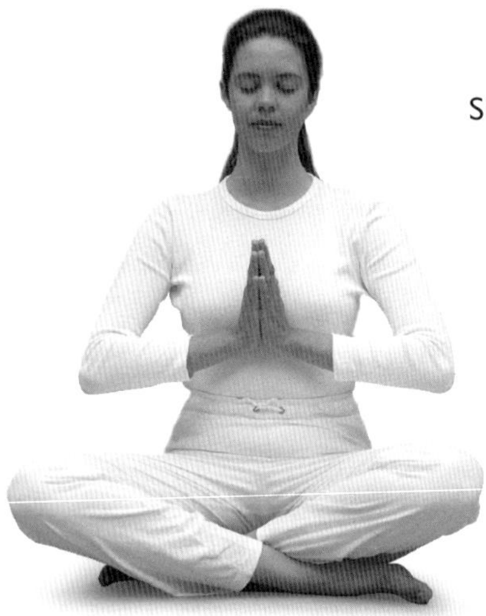

Sie sitzen in der einfachen Haltung. Legen Sie die Handflächen vor der Brust fest aneinander, die Daumen berühren die Mitte des Brustbeins. Schließen Sie die Augen und konzentrieren Sie sich auf Ihr drittes Auge. Atmen Sie tief ein. Singen Sie mit der Ausatmung SAT in sechs Wellen oder Schwingungen, lassen Sie NAM die siebte sein.

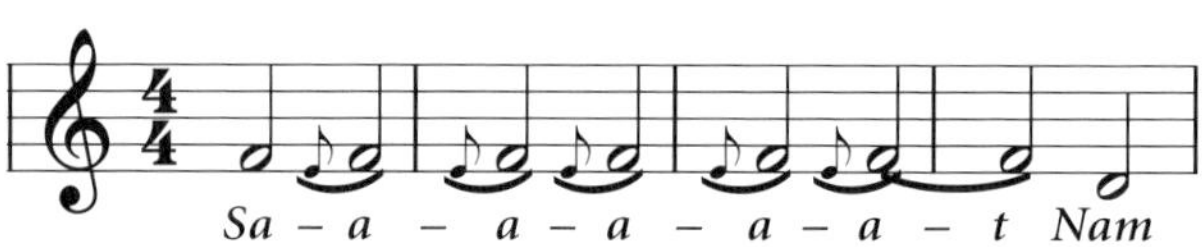

Schlängeln Sie den Klang durch die Chakras, beginnen Sie mit dem Wurzelchakra. Während der Ton das jeweilige Chakra durchdringt, richten Sie Ihre Aufmerksamkeit auf die jeweilige Stelle im Körper und ziehen die Muskeln leicht an. Konzentrieren Sie sich nacheinander auf das Rektum (Enddarm) an der Basis der Wirbelsäule, auf die Sexualorgane, auf den Nabelpunkt, auf das Herzzentrum, auf die Kehle, auf das dritte Auge zwischen den Augenbrauen und zum Schluß auf den Scheitelpunkt. Mit der siebten Welle singen Sie NAM und lassen die Energie aus dem höchsten Punkt des Kopfes, dem Kronenchakra, hinausfließen und in Ihre Aura ausstrahlen.

15 Minuten. Sie können die Meditation auf 31 Minuten ausdehnen.

Eine Reise durch die Chakras – die Übungsreihen des Kundalini-Yoga

Das erste Chakra: Stabilität und Urvertrauen

Ich bin das Wurzelchakra.
Mein Element ist die Erde.
Meine Farbe ist rot.
Ich stehe vertrauensvoll auf dem Boden der Tatsachen.

Das erste Chakra, das Wurzelchakra, befindet sich am Fuß der Wirbelsäule zwischen Anus, Genitalien und Steißbein. Es ist die Basis des gesamten Chakra-Systems und steht für den Kontakt zum Körper, zur materiellen Existenz und zur Mutter Erde, der Quelle allen Seins. Durch die Verbindung zum Element Erde hat es die dichteste Schwingungsenergie aller Chakras. Das Wurzelchakra bestimmt die tiefen inneren Überlebensmuster des Menschen, seine grundlegenden Motivationen und unbewußten Gewohnheiten. Es steht auch auf der psychischen Ebene für Verwurzelung, frühe Erfahrung und ursprüngliche Zugehörigkeit. Es bedeutet Heimat, die Fähigkeit, sich in sich und mit sich selbst zu Hause zu fühlen.

Thema: Sicherheit und Verwurzelung

Das Thema des Wurzelchakra ist Vertrauen, Kraft, Selbsterhaltung und Durchhaltevermögen in allen Krisensituationen, in denen man mit grundlegenden Überlebensfragen konfrontiert ist. Das Symbol dafür ist *Ganesha*, der Elefant. Er repräsentiert Fülle und Wohlstand, steht für irdische, materielle Unversehrtheit und Existenzsicherung: Gesundheit, materielles und finanzielles Wohlergehen, Nahrung für Körper, Geist und Seele. *Ganesha* symbolisiert innere Stärke, Schutz und Geborgenheit, er überwindet Hindernisse und sorgt dafür, daß Unternehmungen einen guten Ausgang finden.

Das Element des Wurzelchakra ist die Erde. Ein starkes erstes Chakra schafft einen sicheren Stand – dem Elefanten gleich wirft einen nichts so schnell um. Der Boden unter den Füßen gerät nicht ins Schwanken, die Verankerung ist stark wie die Verwurzelung eines Baums, der Wind oder Sturm flexibel widersteht. Die Verbindung mit der Erde vermittelt ein Lebensgefühl der Sicherheit: das Gefühl, behütet und angenommen zu sein, was immer auch passiert.

Das erste Chakra verankert den Menschen in seinem Körper und weckt seine Aufmerksamkeit für das, was er braucht. Ist die Energie des Wurzelchakra ausgewogen, so fühlt man, daß für die eigenen Grundbedürfnisse gesorgt ist – alles Notwendige steht zur Verfügung. Als Basis psychischer und emotionaler Stabilität vermittelt es Beständigkeit, Verläßlichkeit und Gründlichkeit, gibt dem Leben Struktur und Form. Innere Sicherheit und Grundvertrauen geben Gelassenheit und ruhige Kraft im Leben, sie erlauben Ursprünglichkeit in allem Tun.

Funktion: Vitalität und Reinigung

Das Wurzelchakra versorgt Körper und Geist mit Lebenskraft und Vitalität. Am Fuß der Wirbelsäule liegt die vitale Lebensenergie in ihrem statischen Seinszustand: die Kundalini-Energie, *Kundalini-Shakti*, schläft noch. Wird diese zusammengerollte Schlange geweckt, fließt die Energie im Hauptkanal in der Wirbelsäule, Sushumna, hinauf und versorgt Körper und Geist mit Kraft und Lebenswillen. Innere Zufriedenheit, Vertrauen, aber auch Wohlstand und Lebensqualität hängen damit zusammen. Die beiden zentralen Energiekanäle Ida und Pingala entspringen ebenfalls im ersten Chakra und werden von hier aus aktiviert. Sie sorgen für ein ausgewogenes Verhältnis zwischen rationalen, analytischen Handlungsimpulsen und intuitivem, emotionalem Sein.

Die Energie des ersten Chakra ist einfaches Sein, Da-Sein, Wille zur Existenz. Sie ist der Samen, in dem die menschliche Kraft komprimiert ist. Alle Potentiale sind hier bereits angelegt und warten darauf, sich zu entfalten – die Entwicklung hat jedoch noch nicht begonnen. Im Wurzelchakra herrschen Unbeweglichkeit, Dichte und Dunkelheit, die Schutz und Sicherheit bieten, wie eine von einem Kind über den Kopf gezogene Bettdecke. Gleichwohl wird hier die Energie für die Bewegung zur Verfügung gestellt. Die Energie im ersten Chakra ist Impuls und grundlegender Antrieb, die Basis inneren Wachstums. In der weiteren Entwicklung entfaltet und differenziert sich dieses Grundgefühl. Auf dem Weg der Energie durch die Wirbelsäule und die einzelnen Chakras bis zum Kronenchakra nehmen Sensibilität und Bewußtsein an Komplexität zu. Aus der Wurzel wächst der Baum des Energiesystems und verästelt sich in alle Bereiche von Körper, Sein und Handlung.

Das Wurzelchakra bildet die Basis für die unteren Chakras, die das Unbewußte regulieren. Deshalb ist sein energetischer Zustand besonders wichtig für die Rolle der Instinkte im Leben. Ist es ausgeglichen, können echte, tiefe Impulse ohne Angst wahrgenommen, ihre Botschaften entschlüsselt und ihre Kraft genutzt werden. Ist dieser Bereich blockiert, bedeutet das den Kontaktverlust mit den ursprünglichen Bedürfnissen. Die Energie ist abgeschnitten und steht im täglichen Leben nicht zur Verfügung. Man ist nur halb wach und läßt sich leicht durch die unerkannten Energien der Instinkt-Ebene bestimmen.

Das erste Chakra steht für physische und psychische Reinigung und Ausscheidung, denn vor allem hier und in der unteren Körperhälfte konzentriert sich die Ausscheidungsenergie *Apana*. Der Körper entsorgt Abfallprodukte des Stoffwechsels, die Psyche läßt vergangene Ereignisse und nicht angemessene Gewohnheiten los. Inneres Wachstum setzt die Bereitschaft zum Loslassen überholter, die Entwicklung hemmender Muster voraus. «Seelische Verstopfung» dagegen führt zu dem Gefühl des Feststeckens, führt zu Stagnation und mangelnder Offenheit dem Neuen gegenüber. Probleme mit dem Körpergewicht können auf der physischen Ebene damit zusammenhängen – Übergewicht kann allerdings auch den Versuch bedeuten, mangelnde Erdung über das Körpergewicht auszugleichen.

Energetische Situation: Erstarrung oder Lebensfreude

Eine energetische Unterversorgung im ersten Chakra führt zu mangelndem Grundvertrauen, mit der Folge, sich in Überlebenskämpfe, Probleme und Schwierigkeiten zu verstricken. Das Gefühl, nicht genug Kraft und Energie zur Verfügung zu haben, löst Antriebsschwäche, Müdigkeit und Trägheit aus. Man leidet an mangelndem Grundvertrauen, ist leicht von außen beeinflußbar, fühlt sich ohne inneres Fundament, isoliert und heimatlos, läßt sein Verhalten von äußeren Regeln und Verhaltensautomatismen bestimmen und neigt zu übertriebener Unterwürfigkeit.

Ein überaktives Wurzelchakra kann sich in übermäßigem Streben nach äußerer Sicherheit, in ausgeprägtem Materialismus und in einer übertriebenen Ausrichtung auf die weltliche Ebene äußern. Innere Starrheit kann Pedanterie, Prinzipienreiterei und Dogmatismus begünstigen, tiefe Gefühle von Unsicherheit in zwanghafter Selbstbehauptung bis hin zur Gewalttätigkeit kompensiert werden.

Auf der körperlichen Ebene reguliert das erste Chakra die Adrenalinproduktion in den Nebennieren und damit die Fähigkeit, auf Streß und außergewöhnliche Situationen flexibel zu reagieren, in kürzester Zeit auf Höchstleistung umzuschalten oder Dauerbelastungen auszuhalten. Ein zu niedriger Blutdruck zeugt von einem gestörten Energiefluß zwischen dem Wurzel- und dem Kronenchakra, der die Fähigkeit reduziert, das Bewußtsein zu erweitern und gleichzeitig geerdet zu bleiben. Bleibt der Blutdruck allerdings ständig erhöht, ist man nicht in der Lage, auszuruhen und zu entspannen.

Gesundheitliche Probleme im Bereich der Wirbelsäule, des unteren Rückens, in den Beinen (z. B. Krampfadern) und in den Füßen gehören in den energetischen Bereich des ersten Chakra. Ischiasprobleme können die Funktion des Nervensystems beeinträchtigen und hängen auf der feinstofflichen Ebene mit einer Blockade der Lebensenergie im sogenannten «Lebensnerv» zusammen, der Vitalität und Lebensfreude regelt. Die festen Strukturen im Körper, die Knochen, das gesamte Skelett und die Zähne werden ebenfalls vom Wurzelchakra beeinflußt. Als Basis der Wirbelsäule entscheidet es über Unbeweglichkeit oder Flexibilität, über Abwehr oder Offenheit. Es beeinflußt außerdem auf der körperlichen Ebene die sexuellen Funktionen, die mit Zeugung und Geburt zusammenhängen.

Aktivierung und Harmonisierung des Wurzelchakra

- Die Farbe Rot: Rotlichtbestrahlung, rote Kleidung, rote Nahrungsmittel;
- Ernährung: Nahrungsmittel mit bitterem Geschmack;
- Aromatherapie: Stimulation des Geruchssinns, z. B. Rosmarin in der Duftlampe oder im Vollbad;
- Steine: Rubin, Obsidian;
- Kontakt mit dem Element Erde: handwerkliche Tätigkeiten wie Gartenarbeit, Töpfern, Kochen u. ä.;
- Spaziergänge, Jogging, Tanzen;
- Körperliche Arbeit;
- Fußmassagen;
- Tiefe Atmung ins Wurzelchakra;
- Affirmationen wie «Ich fühle mich sicher»;
- Yoga: Babyposition (siehe S. 103).

Übungsreihe für Grundvertrauen und Wohlbefinden

Diese Übungsreihe stärkt das persönliche Urvertrauen und das körperliche und seelische Wohlbefinden. Sie wirkt vitalisierend, verbessert die Verdauung und die Ausscheidung und steigert die psychische Kraft, um alte Muster und Gewohnheiten loszulassen.

1. Sie sitzen in der einfachen Haltung (siehe S. 26f.). Die Hände liegen im Gyan Mudra, Daumen und Zeigefinger berühren sich, entspannt auf den Knien. Bringen Sie Ihre Aufmerksamkeit zum Wurzelchakra, tief im Becken am Fuß der Wirbelsäule, und halten Sie sie dort. Machen Sie Feueratmung.
5 Minuten.
Beenden Sie die Übung, indem Sie tief einatmen, vollständig ausatmen und die Wurzelschleuse, Mulbandh, ziehen (siehe S. 32). Halten Sie den Atem und die Kontraktion der Muskulatur für einen Moment. Atmen Sie noch einmal tief ein, atmen Sie aus und entspannen Sie.

Diese und die folgende Übung aktivieren das Wurzelchakra und die Ausscheidung.

2. Sie bleiben in der einfachen Haltung mit den Händen im Gyan Mudra. Ziehen Sie die Wurzelschleuse und halten Sie die Kontraktion während der gesamten Übung. Bleiben Sie mit Ihrer Aufmerksamkeit an der Basis der Wirbelsäule. Lassen Sie die Atmung lang und tief werden. Meditieren Sie bewußt auf SAT, während Sie einatmen, und auf NAM, während Sie ausatmen.
5 Minuten.

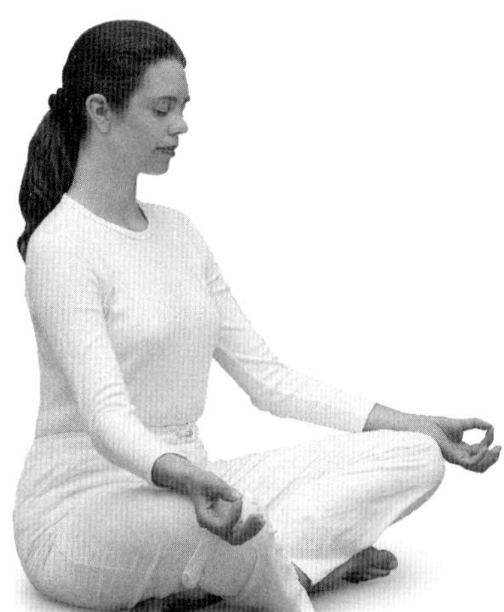

3. Sie sitzen in der einfachen Haltung. Fassen Sie Ihre Knöchel oder Schienbeine mit den Händen. Beginnen Sie, auf dem unteren Rücken zwischen dem ersten und dem dritten Wirbel zu rollen. Die Füße berühren den Boden nicht. Rollen Sie 40mal hin und her.

Diese Übung aktiviert die Reinigungsprozesse im Körper.

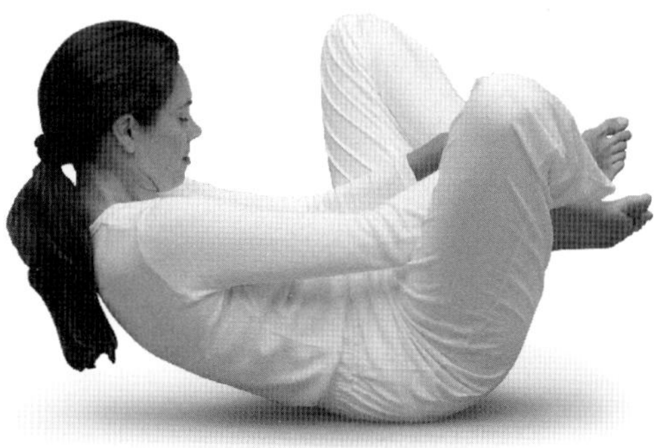

4. Krähenposition: Sie kommen in die Hocke, die Arme liegen auf den Knien, die schulterbreit auseinanderstehen und leicht nach außen zeigen. Der Kopf ist gerade, die Fersen bleiben am Boden. Machen Sie Feueratmung.
1 bis 3 Minuten.

Wichtige Hinweise zum Üben!

- Wenn Sie Schwierigkeiten haben, in dieser Position das Gleichgewicht zu halten, lehnen Sie sich anfangs mit dem Rücken gegen eine Wand oder legen Sie eine Decke unter die Fersen.
- Bei Knieproblemen gehen Sie nur so weit in die Hocke, daß das Gesäß oberhalb der Knie bleibt.

Die Übung übt Druck auf den Dickdarm aus und wirkt auf die Ausscheidung. Sie aktiviert die Reinigungsprozesse des Körpers.

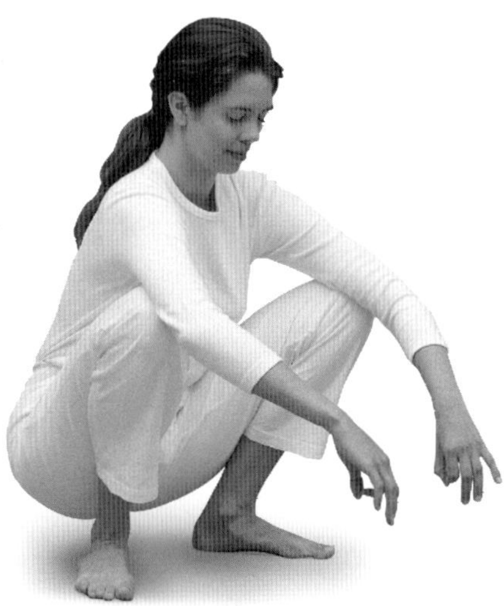

5. Sie sitzen im Fersensitz, bewegen den Oberkörper langsam in Richtung Boden, bis Sie ihn mit der Stirn berühren, und bringen dann das Gesäß so weit nach oben, wie es geht. Die Hände liegen neben den Ohren am Boden, um die Balance zu halten. Fortgeschrittene bringen die Hände ins Venusschloß hinter den Rücken, in Kontakt mit dem Körper auf der Höhe der unteren Wirbelsäule.
Beginnen Sie, die Schließmuskeln abwechselnd anzuspannen und wieder loszulassen. Spüren Sie dabei, wie sich die Muskeln abwechselnd nach innen und außen ziehen. Atmen Sie dabei lang und tief.
1 bis 3 Minuten.

Die Übung löst Gas und stimuliert die Ausscheidungsenergie Apana.

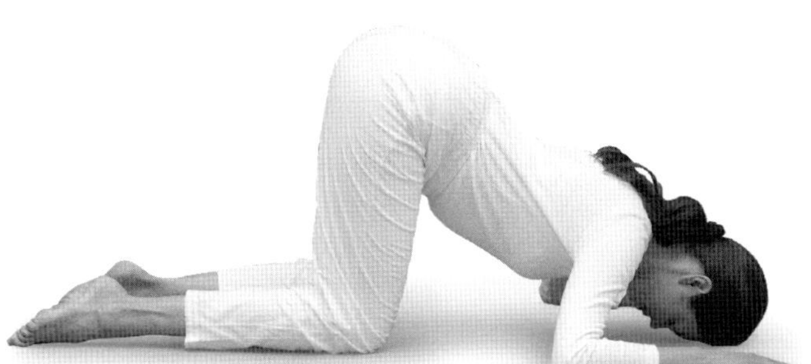

6. Kommen Sie zurück in den Fersensitz: Sie sitzen auf Ihren Füßen und strecken die Wirbelsäule. Bewegen Sie die Wirbelsäule mit der Einatmung zu einem Bogen nach vorn, indem Sie den unteren Rücken vorschieben und die Brust strecken. Mit der Ausatmung machen Sie einen runden Rücken nach hinten. Atmen Sie lang und tief.
1 bis 3 Minuten.

Diese Übung aktiviert den Energiefluß in der Wirbelsäule und verteilt die Energie im ganzen Körper.

7. Entspannen Sie 10 bis 15 Minuten auf dem Rücken.

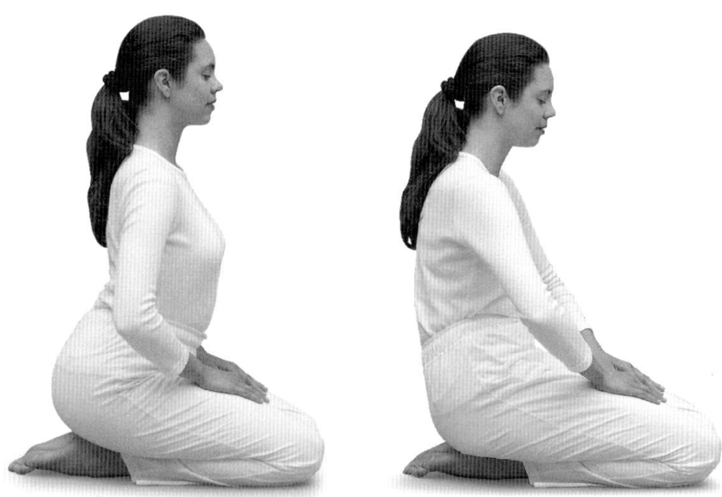

Meditation für die Reinigung von Körper und Geist

Diese Meditation bewirkt einen tiefgehenden Reinigungsprozeß auf körperlicher und geistiger Ebene. Sie wird auch «Meditation der bewußten Atmung» genannt.

Sitzen Sie in einfacher Haltung mit gerader Wirbelsäule, die Hände im Gyan Mudra auf den Knien.
Atmen Sie lang und tief ein, halten Sie den Atem und atmen Sie lang und tief aus. Die Einatmung, das Anhalten der Atmung und die Ausatmung sollen gleich lang sein. Versuchen Sie, diesen Dreierrhythmus zeitlich auszudehnen, so daß Sie schließlich jeweils 20 Sekunden lang einatmen, den Atem für 20 Sekunden halten und 20 Sekunden lang ausatmen. Zählen Sie dazu jeweils langsam bis 20.
11 bis 31 Minuten.

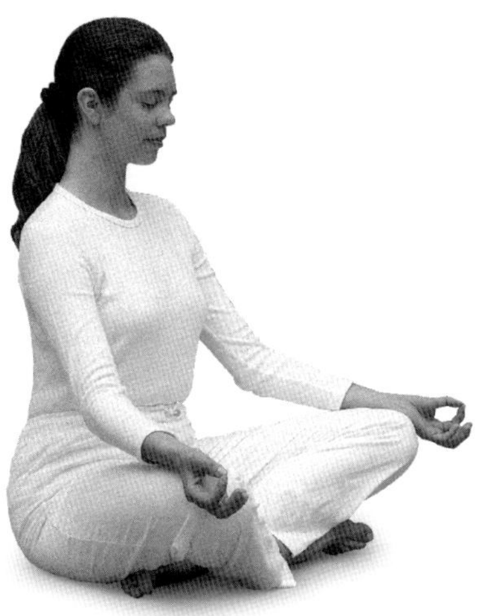

Das zweite Chakra: Sexualität und Kreativität

**Ich bin das Sakralchakra.
Meine Farbe ist Orange.
Ich liebe das Schimmern des Mondlichts
auf den sanften Wellen des Sees.
Ich bin ein Fluß von Lebendigkeit und Kreativität.**

Das zweite Chakra, das Sakralchakra, sitzt im Bereich der unteren Wirbelsäule und der Geschlechtsorgane. Es steht für schöpferische Lebenskraft, die sich in Kreativität und Sexualität ausdrückt. Die meisten Quellen bezeichnen das Wurzelchakra als Sitz der Kundalini-Energie, *Kundalini-Shakti*. Einige Interpretationen hingegen ordnen die weibliche *Shakti*-Energie – die große Mutter und Schöpferin – dem Sakralchakra als eigenständige Energieform zu. Demnach gelangt der weibliche Aspekt der Kundalini-Energie im zweiten Chakra zur Entfaltung. Durch sie manifestiert sich die kreative Kraft des Kosmos in Fortpflanzung und Geburt.

Thema: Kreativität und Sinnlichkeit

Das Thema des zweiten Chakra ist der Raum für die eigenen Schöpfungen. Wie Menschen sich in ihren Kindern fortpflanzen, so leben sie auch in ihren persönlichen Ideen und Projekten weiter. Kreative Energie äußert sich in Lust und Lebensfreude, in Lebensbejahung und Optimismus auf körperlicher und geistiger Ebene. Das Sakralchakra trägt die Fähigkeit zum Genießen. Es steht für das Spielerische im Menschen, das innere Kind, das schöpferischen Ausdruck sucht. Ein ausgeglichenes zweites Chakra ermöglicht die Einfühlung in das Leben und das Ausdrücken schöpferischer Inspiration und künstlerischer Fähigkeit.

Das Sakralchakra steht für Erotik, Begehren, körperliche Anziehung und Sexualität, vor allem in ihren spielerischen Formen von Lust und Sinnenfreude. Es bestimmt die Suche nach der Befreiung der sexuellen Energie und ihrer Erfüllung, es beeinflußt die Fähigkeit, sich für die körperliche Verbindung mit anderen zu öffnen und dem Drang nach Hingabe und Verschmelzung nachzugeben.

In der Philosophie des Yoga ist die sexuelle Begegnung eine Kommunikation zwischen den vierzehn Chakras beider Partner – sie alle müssen geöffnet sein, um über den sexuellen, körperlichen Genuß hinaus eine liebevolle und universelle Begegnung miteinander zu erfahren. Der Orgasmus steht für die vollendete Vereinigung zweier individueller Energien mit der kosmischen Energie. Allerdings wird aus der Sicht des Yoga nur ein Teil der sexuellen Energie für die sexuellen Aktivitäten genutzt. Die Stärkung der Energie im Sakralchakra sorgt dafür, daß das Gesamtvolumen an sexueller und kreativer Energie ausgedehnt und der Überschuß transformiert wird. Die sexuell ungenutzte Energie wird in das sogenannte «Goldene Öl», *Ojas*, umgewandelt und hat eine wichtige Funktion für Gesundheit und Leistungsfähigkeit. Ojas regeneriert den Körper, hält ihn jung und stärkt die Nerven.

Funktion: Bewegung, Beziehung, emotionale Balance

Im ersten Chakra ruht die Kraft an der Basis des Seins, ist undifferenzierte Einheit. Im zweiten Chakra gerät die Energie nun in Bewegung: sie öffnet sich nach außen und überwindet die Isoliertheit. Ist das erste Chakra vom Verlangen nach Ruhe geprägt, so steht das zweite Chakra für Zukunftsorientierung und Neugierde auf das Unbekannte. Aus dem Bewußtsein von Abspaltung und Trennung entsteht das Bedürfnis nach Zugehörigkeit. Sehnsucht und innerer Hunger füttern den Impuls, zu wachsen und zu handeln. Das Element Wasser steht für Beweglichkeit und Mobilität. Die Energie expandiert, sucht Veränderung und setzt einen Prozeß der Individuation in Gang. Das Ich wird sich in der Entdeckung in der Begegnung mit dem Nicht-Ich, dem Anderen, und in der Hinwendung zum Du seiner selbst bewußt.

Die Herausforderung des zweiten Chakra ist die Öffnung für eine bewußte Interaktion mit anderen Menschen, für Freundschaften, soziale Beziehungen und Partnerschaften. Es steht für die Suche nach Kontakt und Verbindung und reguliert das Vermögen, sich auf andere einzulassen. Insbesondere die Beziehungs- und Hingabefähigkeit in der Partnerschaft wird vom zweiten Chakra beeinflußt. Es steht für Polarität und Konflikt und gleichzeitig für die Sehnsucht nach Überwindung des Dualismus von Männlichkeit und Weiblichkeit, von Yin und Yang in der Verschmelzung auf einer höheren Ebene. Hier ist ein ständiges Spannungsverhältnis zwischen Freiheit und Bindung angelegt und die Suche nach Balance, Gleichgewicht und Überwindung dieser Ambivalenz. Dualität ist die Voraussetzung von Freiheit, weil sie die Möglichkeit der Entscheidung zwischen Alternativen in sich trägt. Grundlegend ist dabei die Fähigkeit, eigene Grenzen ebenso wie die des anderen wahrzunehmen und zu respektieren. Ein Ungleichgewicht macht es schwer, Grenzen zu wahren. Im Extrem führt es dazu, andere um jeden Preis zufriedenstellen zu wollen, bis dahin, sich von ihnen übervorteilen zu lassen. Der andere ist ein Spiegel, er öffnet die Tür zu einem Teil des eigenen Selbst, den man selbst nicht wahrhaben will und zu unterdrücken sucht. Beziehungen sind nicht zufällig, sie sind Konfrontationen mit den eigenen Stärken und Schwächen und fordern zu Bewußtheit und innerem Wachstum heraus.

Das Element des Sakralchakra ist das Wasser. Es steht für den Fluß der Gefühle und die ständigen Veränderungen im Leben – mit nur begrenzter Kontrollmöglichkeit. Wer den Fluß des Lebens ignoriert, spürt Veränderungen als Widerstände und blockiert sich selbst. Das Sakralchakra wird von der weiblichen Mondenergie beherrscht, die für Momente der Angst, der Dunkelheit und Verlassenheit, für stillen Kummer und Melancholie, für den Wechsel von Licht und Schatten steht. Es verbindet mit dem tiefen Brunnen, dem «Wald voller Monster» des Unbewußten: mit unbekannten und unterdrückten Ängsten, Schuldgefühlen, innerer Negativität und Sublimation. Das Mondlicht erhellt die dunklen Durchgänge und öffnet verborgene Türen zur Seele. Der Mond reguliert die Gezeiten. Ebenso bewirkt er über den Körper, der zu achtzig Prozent aus Wasser besteht, das Schwanken der Gefühle. Der Mondrhythmus kann deshalb sehr emotional und launisch machen.

Die Energie muß im Körper frei fließen, damit es nicht zu Blockaden im kreativen und sexuellen Bereich des zweiten Chakra und im gesamten Körper-Geist-System kommt. Vom dritten Chakra, dem Energiereservoir, fließt Energie zum ersten Chakra, dem Urgrund, hinab. Dabei werden Hindernisse im Energiefluß, die mit verdrängten Bedürfnissen, Gefühlen und Erinnerungen an psychische Verletzungen zusammenhängen, abgebaut. Die Arbeit am Sakralchakra unterstützt damit wesentlich die Aufarbeitung von Traumata und karmischen Verstrickungen und reinigt das Unbewußte, damit es nicht gegen, sondern für die eigene Person arbeitet. Damit ist das Loslassen mentaler Kontrolle und die Auseinandersetzung mit der individuellen Instinktebene verbunden. Nur durch die Öffnung für diesen Prozeß können tiefsitzende Ängste gelöst, Bedürfnisse wahrgenommen und ausgedrückt werden. Den Umgang mit den eigenen Instinkten und Bedürfnissen lehrt das Element Wasser: so, wie es beständig und flexibel fließt, kann man Emotionen betrachten und ihre Botschaft erkunden, ohne sich von ihrer Befriedigung abhängig zu machen.

Energetische Situation: Ersatzbefriedigung oder Erfüllung

Das Bedürfnis nach Überwindung der Isolation des Wurzelchakra entsteht im Sakralchakra aus Gefühlen von Mangel, Abwesenheit und Negativität – es steht in enger Verbindung mit dem negativen Geist, einem der zehn feinstofflichen Energiekörper. Aus dem Nichts heraus erwachsen Bewegung und Möglichkeit. Das Gefühl von innerer Leere soll überwunden werden, man sucht seinen Platz in der Welt, will dazugehören. Eine Unausgeglichenheit im zweiten Chakra kann allerdings auch das Festhalten an innerer Leere, an Negativität und Destruktivität bedeuten, die aus unterdrückten Ängsten vor Ablehnung resultiert.

Ist die Energie im zweiten Chakra nicht ausgewogen, so kann die Suche nach Verbindung leicht in unerfüllte Sehnsucht, in Fixierung auf einen anderen Menschen, in Neid und Eifersucht umschlagen. Erst wenn die eigene Energie wirklich gefestigt ist, kann man sich hingeben, ohne sich an andere oder anderes zu verlieren. Wer keine eigenständige Person ist, kann zu Selbstaufgabe und Abhängigkeit neigen. Suchtprobleme können aus dem Bedürfnis entstehen, eine innere Leere zu füllen, sie können das Ergebnis fehlgeschlagener Sehnsucht nach Lustbefriedigung und Verbindung sein und vielerlei Formen annehmen. Der Falle, Erfüllung immer wieder im Außen zu suchen, entrinnt man nur, indem man lernt, die Fülle in sich selbst zu entdecken und die eigene Hingabefähigkeit bewußt auszurichten.

Das zweite Chakra reguliert den Geschmacksinn. Schmecken und Appetit haben viel mit dem Element Wasser zu tun, «das Wasser läuft im Mund zusammen». Es steht für Sinnenfreude und Genuß. Bei Appetitmangel besteht nicht nur die Neigung zu Eßstörungen, man findet auch keinen Geschmack am Leben, neigt zu übertriebener Nüchternheit, zu Hemmungen, Schuldgefühlen und Ängstlichkeit.

Unausgewogenheiten im Bereich des zweiten Chakra können zu einer Überbetonung der Lustbefriedigung im Leben, zu einer zwanghaften Sexualität oder zu sexuellen Manien führen. Sie können in den Fluß von Sinnlichkeit und Leidenschaft, aber ebenso zu Frigidität, Potenzproblemen und Orgasmusschwierigkeiten führen. Auch Menstruationsbeschwerden und bei Frauen das Problem, in einer insgesamt männlich geprägten Welt die eigene Weiblichkeit (Shakti) anzunehmen, können im unausgewogenen Sakralchakra ihren energetischen Ursprung haben.

Das zweite Chakra reguliert die Fortpflanzungsorgane und Keimdrüsen (Eierstöcke, Prostata, Hoden). Über die Produktion der Geschlechtshormone beeinflußt es die Stimmungen und die Gefühle. Blase und Nieren gewährleisten durch die Reinigungskraft des Wassers die Entgiftung des Körpers; psychisch stehen Funktionsstörungen in diesem Bereich für Unsicherheit und unterdrückte Ängste. Über das Element Wasser reguliert das Sakralchakra auch den Haushalt der Körperflüssigkeiten: Blut, Lymphe, Harnflüssigkeit und Tränenfluß als Ausdruck von Schmerz und Trauer.

Probleme mit den Hüften gehören ebenfalls in den Bereich des Sakralchakra – eine eingeschränkte Bewegungsfähigkeit in diesem Bereich kann mit Angst vor Veränderung und mit der Weigerung zusammenhängen, längst nötige Schritte im Leben zu tun.

Aktivierung und Harmonisierung des Sakralchakra

- Die Farbe Orange: orange Kleidung und Nahrungsmittel;
- Ernährung: Nahrung allgemein stimuliert den Geschmacksinn; viel Trinken hält den Flüssigkeitshaushalt im Gleichgewicht (mindestens 2 Liter Wasser am Tag);
- Kontakt mit dem Element Wasser: Baden und Schwimmen, Spaziergänge am Meer;
- Kerzenlicht und Mondschein;
- Steine: Karneol, Orangenkalzit;
- Zwischenmenschlicher Kontakt: sich mitteilen, Dinge und Erfahrungen miteinander teilen;
- Partnertänze;
- Yoga: *Sat Kriya* (siehe S. 85f.), Frösche (siehe S. 88).

Übungsreihe für Kreativität und sexuelle Ausgeglichenheit

Die Übungsreihe öffnet den Energiefluß in den unteren Chakras und stärkt das sexuelle und kreative Potential. Die im zweiten Chakra nicht für sexuelle Aktivitäten genutzte Energie wird in meditative Energie umgewandelt und dem Körper zugänglich gemacht, um die Organfunktionen, das Nervensystem und die Gehirntätigkeit zu stärken.

Sie vertiefen diese Übungsreihe, indem Sie sie 2- oder 3mal wiederholen.

1. Sie setzen sich auf die linke Ferse. Strecken Sie das rechte Bein nach vorn aus, die Kniekehlen sind am Boden. Beugen Sie den Oberkörper vor und fassen Sie mit beiden Händen die Zehen (oder Knöchel oder Waden). Die Wirbelsäule ist gerade und gestreckt. Schauen Sie auf Ihre Zehen. Atmen Sie lang und tief.
2 Minuten.
Machen Sie dann in derselben Position Feueratmung.
1 Minute.
Wiederholen Sie die Übung nun mit dem anderen Bein.
Entspannen Sie auf dem Rücken.
1 Minute.

Diese und die folgende Übung setzen Kundalini-Energie zur Selbstheilung frei.

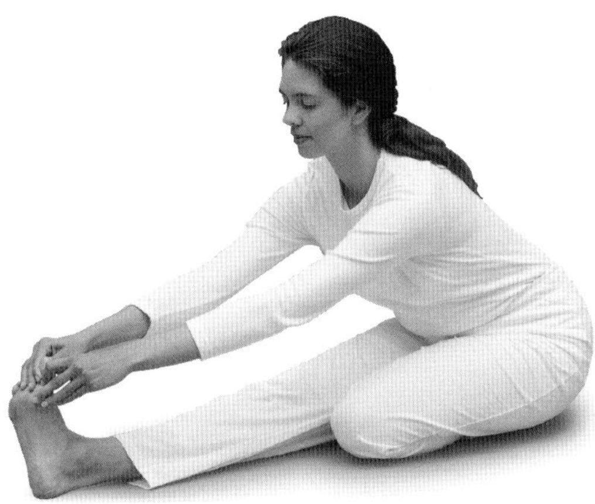

2. Bogenposition: in der Bauchlage greifen Sie Ihre Fußgelenke und ziehen sich so weit wie möglich hoch, so daß Ihr Körper einen Bogen beschreibt. Die Oberschenkel, die Schultern und der Oberkörper lösen sich vom Boden, der Kopf liegt im Nacken. Machen Sie Feueratmung.
2 Minuten.
Entspannen Sie jetzt auf dem Bauch, legen Sie dabei den Kopf zur Seite.
1 Minute.

Wichtiger Hinweis zum Üben!

– Wenn Sie Probleme mit der Halswirbelsäule oder mit der Schilddrüse haben, legen Sie den Kopf nicht in den Nacken, sondern halten Sie ihn in Verlängerung der Wirbelsäule.

Die Übung aktiviert das dritte Chakra und die Bauchorgane. Sie entspannt die Wirbelsäule und stärkt die Brust- und Atemmuskeln.

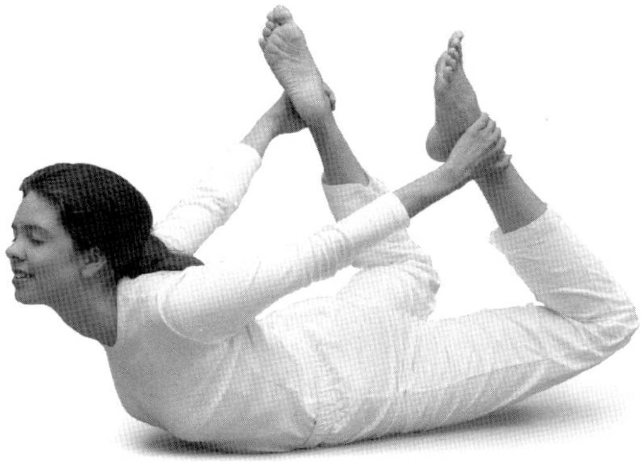

3. Zölibatsposition: Fersensitz, jedoch setzen Sie sich zwischen die Fersen und die Oberschenkel mit dem Gesäß auf den Boden. Heben Sie die Arme mit zueinander gekehrten Handflächen um etwa 60 Grad an. Erheben Sie sich mit der Einatmung auf die Knie und kommen Sie mit dem Oberkörper nach oben. Setzen Sie sich mit der Ausatmung wieder in die Ausgangsposition zwischen die Fersen.
1 Minute.
Atmen Sie nun im Sitzen kräftig ein, atmen Sie vollständig aus und spannen Sie die Wurzelschleuse (siehe S. 32).
Wiederholen Sie die ganze Übung.
1 Minute.

Wichtiger Hinweis zum Üben!

– Wenn Sie Probleme mit der Sitzhaltung haben, legen Sie sich ein Kissen unter das Gesäß.

Die Übung stärkt die Muskeln und Nerven in den Oberschenkeln und reguliert die sexuelle Energie.

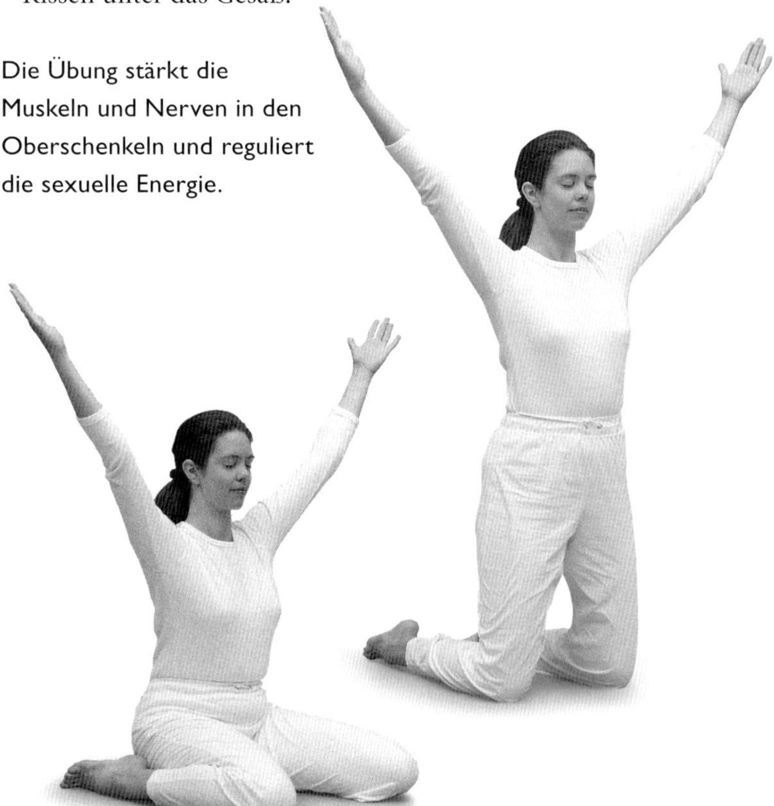

4. Sie stellen sich auf die Zehenspitzen. Strecken Sie die Arme und den ganzen Körper nach oben, so hoch Sie können. Federn Sie für 5 Sekunden auf und ab. Setzen Sie sich dann in den Schneidersitz. Stehen Sie langsam wieder auf – wenn möglich, ohne die Hände zur Hilfe zu nehmen. Strecken Sie sich wieder nach oben, federn Sie und setzen Sie sich dann wieder hin.
2 Minuten.

Die Übung verteilt die Energie im Körper.

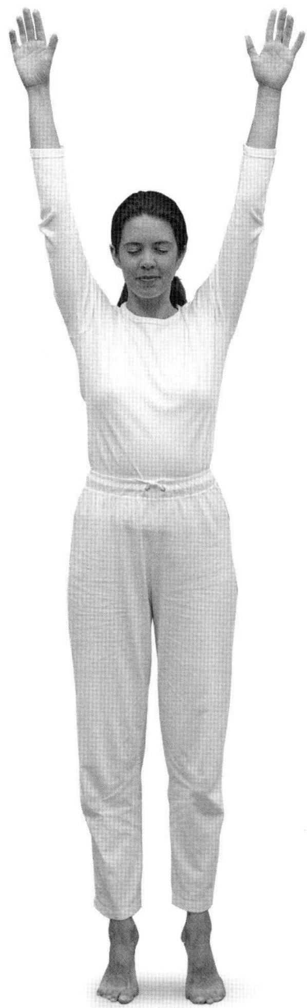

5. Sie setzen sich in die einfache Haltung, die Hände im Gyan Mudra (siehe S. 30) auf den Knien. Meditieren Sie einige Minuten auf Ihr drittes Auge.

6. Entspannen Sie 10 bis 15 Minuten auf dem Rücken.

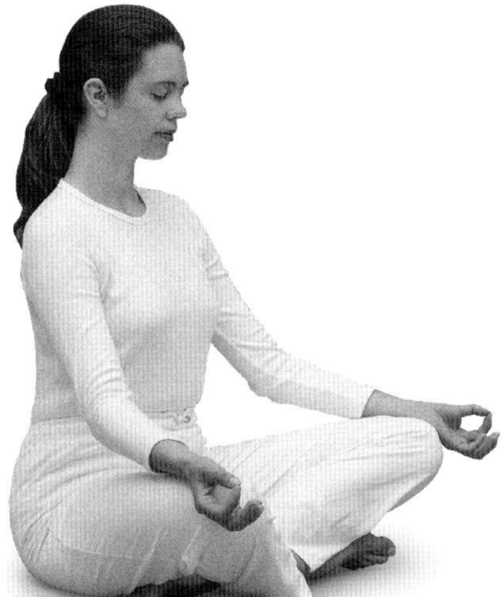

Meditation zur Auflösung innerer Negativität

Die Meditation bringt die Energie ins Fließen und harmonisiert sie mit der Umwelt. Sie löst innere Anspannung und führt so zu einer positiven Lebenseinstellung.

Sie sitzen in der einfachen Haltung. Legen Sie die Hände in den Schoß, die rechte Hand liegt in der linken, die Handflächen zeigen nach oben und die Daumen berühren einander. Schließen Sie Ihre Augen, atmen Sie tief und vollständig ein und singen Sie das folgende Mantra schnell und mit monotoner Stimme:

WAHE GURU WAHE GURU WAHE GURU WAHE JIO

WAHE GURU bedeutet Freude auf dem Weg zum Licht, zur Bewußtheit; JIO bedeutet Seele.
Das Mantra soll 8mal pro Atmung gesungen werden. Wenn Ihre Atemzeit dazu nicht ausreicht, singen Sie es so oft, wie es Ihnen möglich ist. Beginnen Sie dann den neuen Zyklus mit einer neuen Einatmung.
11 oder 31 Minuten.

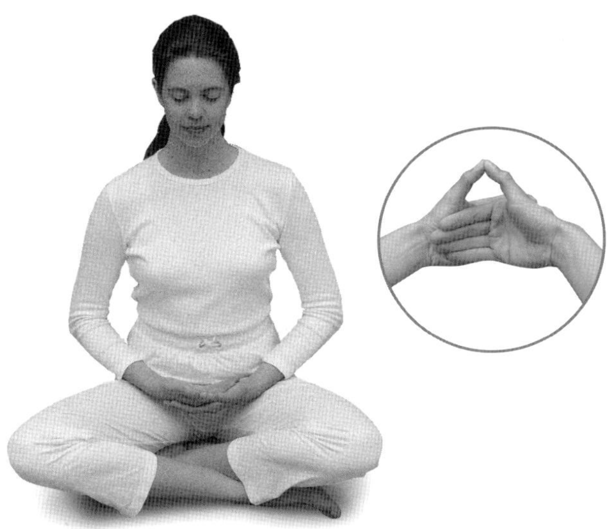

Das dritte Chakra: Kraft und Selbstvertrauen

Ich bin das Nabelchakra.
Mein Element ist das Feuer.
Ich liebe Weizenfelder im Sonnenlicht.
Ich bin Fülle. Ich bin Kraft. Ich bin ich.

Der Sitz des dritten Chakra, des Nabelchakra, ist der Nabelpunkt, nach manchen Quellen auch der Bauchbereich bis auf die Höhe des Sonnengeflechts unterhalb der Rippenbögen. Es ist der Ort der «verborgenen Schätze», der Mittelpunkt von Tatkraft und Lebendigkeit. Das Nabelchakra ist der zentrale Punkt für die Aufnahme, Umwandlung und Verteilung von Energie. Nach dem Verständnis des Yoga nehmen hier 72 000 Nadis ihren Anfang, die sich in den gesamten Körper verteilen. Im Nabelchakra treffen die Lebensenergie Prana und die Ausscheidungsenergie Apana zusammen – dadurch wird ein Druck erzeugt, der die Kundalini-Energie im Wurzelchakra aktiviert und anregt, nach oben zu fließen. Ist das Nabelzentrum kontrahiert, bleibt die Energie blockiert.

Das dritte Chakra ist der Speicher der verfügbaren Kraft des Menschen, die jederzeit genutzt werden kann, um die Herausforderungen des Lebens zu meistern. Es bestimmt das Gefühl psychischer Ausgeglichenheit und Zentriertheit. Die zentrale Stellung des Nabelchakra im Energiesystem verleiht den Übungen eine besonders intensive Wirkung auf Körper und Persönlichkeit und intensiviert die Meditation. Häufig ermöglicht die Arbeit am dritten Chakra das Weiterkommen in der persönlichen Entwicklung genau dort, wo andere therapeutische Maßnahmen nicht weiterhelfen.

Thema: Identität und Selbstbewußtsein

Das dritte Chakra ist das Zentrum von Persönlichkeit und Individualität. Ein starkes Nabelchakra bedeutet eine klare Identität, ein reifes Ich-Bewußtsein und eine gesunde Selbstsicherheit. Es ist der Konzentrationspunkt des reinen Selbstwertgefühls jenseits von Selbstsucht und äußerer Bestätigung. Ein ausgeglichener Nabelpunkt gibt die Kraft, um die Bedürfnisse der Seele in die Welt zu bringen. Es hütet die «innere Flamme», die den Menschen befähigt, den eigenen Weg zu gehen, an sich selbst zu glauben und sich durchzusetzen. Das Nabelchakra ist das Zentrum der Willenskraft und der Fähigkeit, die eigenen Intentionen und Ziele umzusetzen und in die äußere Welt zu projizieren. Als Yang-Chakra ermöglicht es Selbstbehauptung, Tatkraft und Risikobereitschaft und bestimmt die Einstellung sich selbst und der Umwelt gegenüber. Ein starkes Nabelchakra gibt den Mut, um Veränderungen im eigenen Leben zu bewirken, und Ausdauer und Geduld, um die eigenen Träume in die Welt zu tragen. Gleichzeitig ist es das Tor zu Liebe und Mitgefühl, das es ermöglicht, selbstsüchtige Interessen zurückzustellen, um aus dem Zentrum des Herzens heraus zu leben.

Das Wurzelchakra gibt den Antrieb, Dinge anzufangen, das Nabelchakra erlaubt, sie umzusetzen, durchzuhalten und Routinen zu entwickeln. Ein starkes drittes Chakra steht für Leistungsstärke und Organisationsfähigkeit. Als Zentrum des Projektionsvermögens erlaubt es, Kräfte auf ein bestimmtes Ziel hin zu bündeln, Verpflichtungen einzugehen und diszipliniert, entschieden und kontinuierlich zu handeln. Es befähigt zur Ordnung des eigenen Lebens und verhilft zur Entschlossenheit, sich Anerkennung, gesellschaftlichen Status und einen Platz in der Welt zu schaffen – es ermöglicht ein Leben in Würde und innerer Unabhängigkeit.

Ein ausgeglichenes Nabelchakra zeigt sich in Spontaneität, Lebensfreude und innerem Glücksgefühl. Es ist der Konzentrationspunkt positiver, konstruktiver Kräfte und Hoffnungen und gibt Kontrolle über die eigenen Gewohnheiten und Muster. Während das zweite Chakra für die Auseinandersetzung mit der inneren Negativität steht, sorgt das dritte Chakra für eine positive Sicht auf die Dinge, für gute Laune und Optimismus.

Das Element des Nabelchakra ist das Feuer. Es erlaubt, sich selbst Wärme zu geben und sie nach außen weiter zu schenken, so wie die Sonne ihr Licht und ihre Wärme verströmt. Das Feuer reinigt und schürt gleichzeitig die innere Entwicklung und Transformation. Die Feuerenergie des dritten Chakra kann der eigenen Kraft konstruktiv

Ausdruck geben, sie kann aber auch destruktiv wirken und zu egozentrischem Verhalten und Machtmißbrauch führen.

Funktion: Aggression und Konfliktfähigkeit

Das dritte Chakra hat eine wichtige Funktion für die Steuerung des vegetativen Nervensystems. Der Solarplexus, ein großes Nervengeflecht im oberen Bauch, ist der Sitz tiefer emotionaler Energien. Im unausgeglichenen Zustand konzentrieren sich dort unterdrückte Leidenschaft und Aggressionen. Die Konfrontation mit den eigenen zerstörerischen Tendenzen kann einen bewußteren Zugang und ein ausgeglicheneres Verhältnis zur eigenen Emotionalität ermöglichen. Belastende Gefühle, schmerzliche Erinnerungen und emotionale Verwirrung werden über das Nabelchakra aufgearbeitet. Wird die in unterdrückten Aggressionen gebundene Energie wieder zum Fließen gebracht, sind die eigenen Kraftressourcen frei – sie explodieren nicht in unangemessenen Situationen, sondern werden für den Einsatz zugunsten konstruktiver Ziele nutzbar. Es wird deutlich, daß Emotionen immer mit einem selbst zu tun haben und äußere Geschehnisse nur der Auslöser sind. Das erlaubt, die tiefer liegenden Ursachen zu erkennen.

Das Nabelchakra zwingt zur Auseinandersetzung mit den Themen Macht, Willkür und Ehrgeiz. Es stellt Energie zur Verfügung, um mit Konflikten und dem Bedürfnis nach Kontrolle umzugehen. Ein ausgeglichenes Nabelchakra macht stark, zentriert und klar, es ermöglicht, die eigene Energie neutral einzusetzen. In Konfliktsituationen bleibt man mit klarem Bewußtsein bei sich – man sucht den Kampf nicht, aber man weicht ihm auch nicht aus, sollte er wirklich nötig sein. Die innere Klarheit strahlt schließlich nach außen und macht Konkurrenz und zahlreiche Konflikte unnötig.

Ein starkes Nabelchakra gibt Klarheit über die eigenen Motivationen, um Wahlmöglichkeiten zu erkennen, Entscheidungen zu treffen und zielstrebig zu handeln. Angst, Wut oder Emotionalität machen nicht blind, sondern man «sieht der Wahrheit ins Auge» und übernimmt Verantwortung für sich selbst. Selbstgemachtes Leid, das daraus resultiert, Realitäten nicht wahrhaben zu wollen, gegen Windmühlen anzukämpfen und die Umwelt als Minenfeld anzusehen, wird vermieden. So können Visionen entwickelt und vermittelt werden. Man hat Spaß am Leben, weil Unvorhergesehenes nicht bedroht, sondern neue Potentiale öffnet und die eigene Entfaltung im «Hier und Jetzt» voranbringt.

Energetische Situation: Opfer oder Täter

Das Nabelchakra befindet sich in der Körpermitte, es bildet den körperlichen und psychischen Schwerpunkt. Es erlaubt, sich selbst zu spüren und bei sich zu sein. Ein Energieverlust im dritten Chakra betrifft deshalb direkt den Kern des Lebensgefühls. Er kann sich in mangelndem Selbstbewußtsein, in Minderwertigkeitskomplexen, Schüchternheit, Mißtrauen und Ängsten, aber auch in Willkür und Rücksichtslosigkeit bei der Durchsetzung der eigenen Interessen äußern. Ein schwaches Nabelchakra hält den Menschen im Teufelskreis aus geringem Selbstwertgefühl, Angst vor Schwäche und Versagen und einem übersteigerten Bedürfnis nach Anerkennung gefangen. Man fühlt sich nicht zentriert, unentschlossen und ungeduldig. Innere Unruhe, Selbstgerechtigkeit und Wut können sich zu Machtmißbrauch und Gewaltbereitschaft steigern. Das Bedürfnis, alle Situationen kontrollieren zu müssen, sowie ein extremer Perfektionismus zeugen von mangelndem Vertrauen in die eigene Kraft und großer innerer Unsicherheit, die konflikt- und kritikunfähig macht.

Ist das Nabelchakra unterversorgt, tendiert man dazu, die eigenen Ohnmachtsgefühle durch Machtprojektionen, Egozentrismus und manipulatives Verhalten zu kompensieren. Jedes eigene Tun wird durch die Brille des persönlichen Vorteils und der Bereicherung gesehen. Man ist mißtrauisch, muß immer alles selbst schaffen und ist unfähig, um Hilfe zu bitten oder sie anzunehmen. Die Angst vor der Macht bedeutet häufig die Angst vor der Niederlage; oft ist es aber im Gegenteil die Angst vor dem Erfolg, denn dieser bedeutet die Konfrontation mit der Verantwortung für sich selbst und für die eigene Entwicklung. Ein starkes drittes Chakra ermöglicht es, an die eigene Handlungsfähigkeit zu glauben, die Verantwortung für das eigene Schicksal zu übernehmen und die Rolle des passiven Opfers loszulassen. Angst vor der eigenen Kraft und passive Aggression drücken sich nicht selten in selbstzerstörerischen Tendenzen auf körperlicher Ebene aus (z. B. Allergien, Krebs).

Das Nabelchakra reguliert die Verdauung und damit die Verarbeitung der Nahrung. Probleme mit der Verdauung, Eßstörungen wie Magersucht oder Bulimie, Magengeschwüre und andere Streßkrankheiten sowie insgesamt die Übersäuerung des Körpers hängen mit Ungleichgewichten im dritten Chakra zusammen. Psychisch bedeutet Verdauung die Fähigkeit, positive und negative Erlebnisse zu verarbeiten und aus Erfahrungen zu lernen. Wenn das nicht gelingt, sind Streß und Nervosität die Folgen, die dann «auf den Magen schlagen». Galle und Leber haben mit Bitterkeit, innerer Unzufriedenheit und Wutverarbeitung zu tun. Die Leber ist die größte Entgiftungsstation des Körpers, sie steht für Wachstum und Expansion. Ist ihre Funktionsfähigkeit beeinträchtigt, führt das zu Müdigkeit und Schwächegefühlen.

Das Nabelchakra reguliert die Funktion der Bauchspeicheldrüse, die die Verdauungsenzyme produziert und den Zuckergehalt im Blut reguliert, der eine wichtige Energiequelle für den Organismus darstellt. Damit hängen Krankheiten wie Diabetes zusammen. Die Bauchspeicheldrüse braucht Ruhe und Rhythmus, sie liebt Gemütlichkeit und reagiert negativ auf ständige Veränderungen. Meditation «bringt Nektar ins Blut» und hilft, Hunger und Heißhunger auf Süßes auszugleichen. Sie wirkt auf die Milz, der eine wichtige Funktion für die Aufnahme von Lebensenergie, Prana, und für die Produktion der Abwehrkörper und damit die Widerstandskraft gegen Krankheiten zukommt. Das dritte Chakra gerät durch zuviel Fleisch und Zucker in der Ernährung, durch zu schweres oder falsches Heben von Lasten oder durch Drogenkonsum schnell aus dem Gleichgewicht, es braucht deshalb im Rahmen des Kundalini-Yoga viel und konstante Arbeit.

Aktivierung und Harmonisierung des Nabelchakra

- Die Farbe Gelb: gelbe Kleidung und Nahrungsmittel (z. B. Zitronen, Bananen);
- Aromatherapie: Zitrone;
- Farbtherapie, die den Sehsinn anregt;
- Licht, Wärme, Feuer;
- Steine: Zitrin, Tigerauge;
- Zentrierende körperliche Aktivitäten: Bauchtanz, Kampfsportarten wie Gatka oder Karate;
- Bauchatmung und Feueratmung, Lachen aus der Tiefe des Bauches heraus;
- Positive Verstärkung von Selbstwertgefühl und Selbstsicherheit, Ausdruck von Gefühlen und Emotionen;
- Kommunikation mit der Seele einer Person, auf die man wütend ist;
- Bildmeditationen, Meditation mit *Shuni Mudra* (Daumen und Mittelfinger), Meditationen mit dem Mantra HAR und Nabelübungen;
- Yoga: *Sat Kriya* (siehe S. 85 f.).

Übungsreihe für positive Energie und Selbstbewußtsein

Diese Übungsreihe stärkt die positiven Energien, das Selbstbewußtsein und die Selbstheilungskräfte. Sie löst Energieblockaden in den unteren Chakras und stimuliert das Nabelchakra. Damit intensiviert sie innere Kraft und Lebensfreude. Die Lebensenergie Prana und die Ausscheidungsenergie Apana werden ins Gleichgewicht gebracht, die Kundalini-Energie wird aktiviert und kann in der Wirbelsäule hinauffließen.

1. Sie sitzen mit gerader Wirbelsäule in der einfachen Haltung. Die rechte Hand ruht im Gyan Mudra, Daumen und Zeigefinger berühren sich, auf dem rechten Knie. Halten Sie das linke Nasenloch mit dem linken Daumen zu, die anderen Finger sind nach oben gestreckt. Atmen Sie durch das rechte Nasenloch lang, tief und kraftvoll ein und aus; konzentrieren Sie sich vollständig auf Ihre Atmung.
3 bis 5 Minuten.

Diese Übung öffnet den Sonnenenergiekanal Pingala.

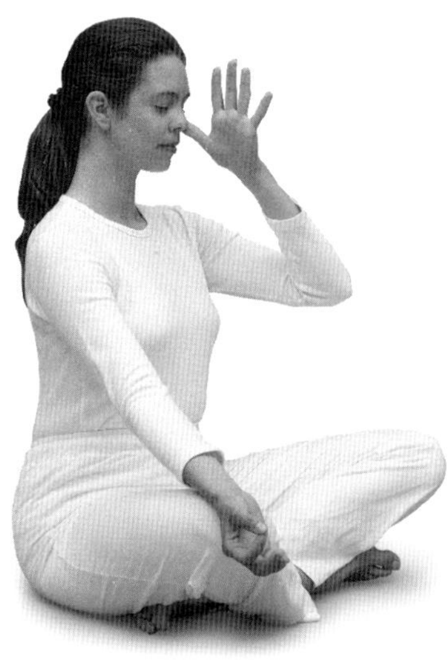

2. Sat Kriya: Sie sitzen im Fersensitz auf den Füßen und strecken die Wirbelsäule. Verschränken Sie die Hände ineinander, nur die Zeigefinger sind gestreckt. Strecken Sie jetzt die Arme senkrecht über den Kopf, so daß sie die Ohren berühren; dabei sind die Ellenbogen gerade (siehe Abbildung S. 86).
Sprechen Sie laut das Mantra SAT NAM. Beginnen Sie, indem Sie tief einatmen. Ziehen Sie nun bei einem kurzen SAT – wobei das S mit einem Zischlaut gesprochen wird – den Nabelpunkt in Richtung Wirbelsäule ein. Bei NAM lassen Sie den Nabel los und konzentrieren sich auf den Energiefluß nach oben zum «dritten Auge». Die Atmung reguliert sich von selbst. Der Rhythmus ist etwas langsamer als einmal pro Sekunde. Die Hüften und die Wirbelsäule bewegen sich nicht mit.
3 Minuten.
Zum Schluß atmen Sie tief ein, halten den Atem und stellen sich vor, daß die Energie vom Nabelpunkt ausstrahlt und durch den ganzen Körper hindurch zirkuliert. Atmen Sie aus, wenn Sie den Atem nicht mehr halten können.
Entspannen Sie schließlich kurz im Schneidersitz.

Wichtiger Hinweis zum Üben!

– Frauen sollten während der Menstruation vermeiden, den Nabel stark einzuziehen – konzentrieren Sie sich nur auf den Nabelpunkt.

Diese und die folgende Übung aktivieren das Nabelchakra, gleichen die sexuelle Energie aus und transformieren Energie von den unteren zu den oberen Chakras.

3. Sat Kriya: Wiederholen Sie Übung 2.
3 Minuten.

Zum Schluß atmen Sie tief ein, halten den Atem und ziehen die Wurzelschleuse (siehe S. 32). Pressen Sie Ihre Energie, ausgehend von den Gesäßmuskeln, nach oben und strecken Sie sich dabei insgesamt zur Decke. Lassen Sie Ihre ganze Energie in die Fingerspitzen fließen. Atmen Sie aus.

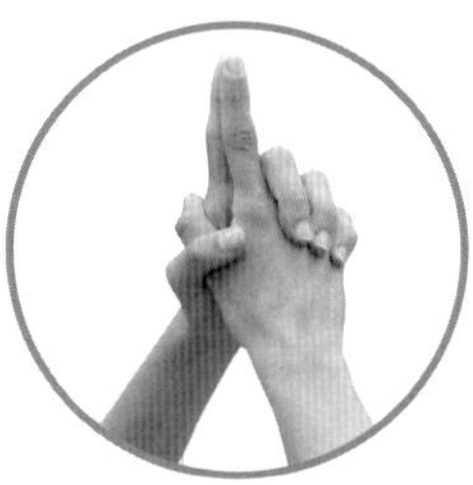

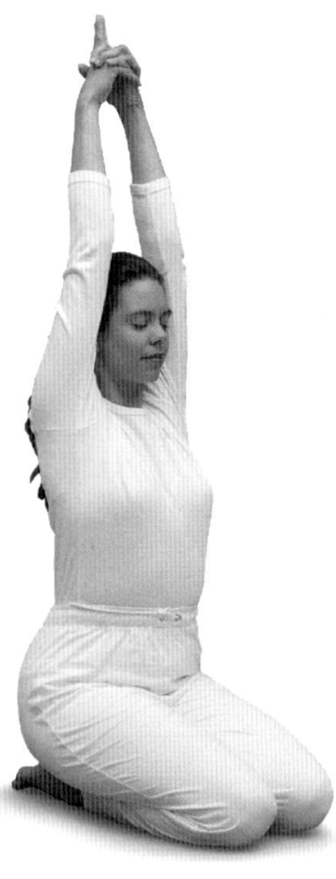

4. Sie sitzen im Schneidersitz. Fassen Sie mit beiden Händen Ihre Schienbeine. Atmen Sie ein, drücken Sie Ihre Wirbelsäule zu einem Bogen nach vorn und heben Sie den Brustkorb. Atmen Sie aus und beugen Sie die Wirbelsäule nach hinten zu einem runden Rücken. Halten Sie den Kopf immer auf der gleichen Höhe. Ziehen Sie bei jeder Ausatmung die Wurzelschleuse (siehe S. 32). Führen Sie die Übung rhythmisch und mit tiefen Atemzügen aus. Meditieren Sie bei jeder Einatmung auf SAT, bei jeder Ausatmung auf NAM.
3 Minuten.

Diese Übung aktiviert die unteren Chakras und den Energiefluß in der Wirbelsäule.

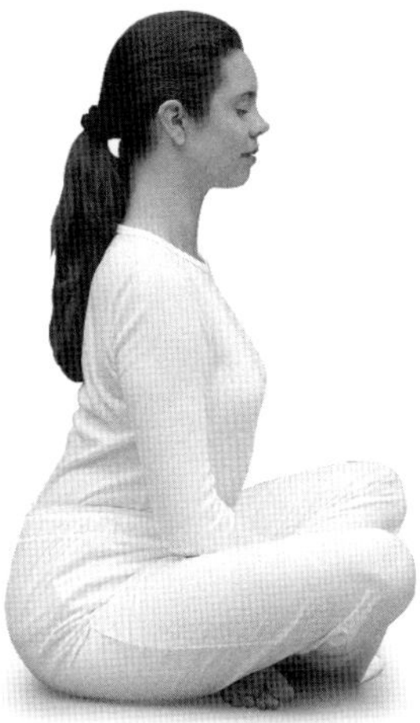
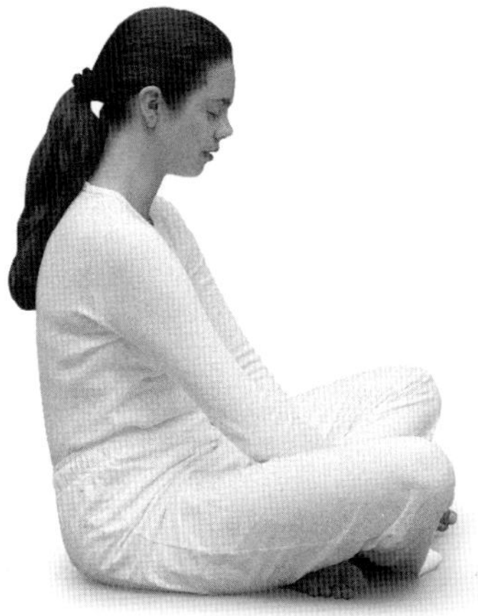

5. Froschposition: Sie kommen in die Hocke, die Knie und die Zehen zeigen nach außen, die Fersen sind vom Boden gelöst und berühren einander. Die Wirbelsäule ist gestreckt, der Kopf ist oben, die Augen sind geschlossen. Mit der Einatmung strecken Sie die Beine, bringen das Gesäß nach oben und den Kopf zu den Knien. Mit der Ausatmung kommen Sie in die Ausgangsposition zurück – achten Sie darauf, daß die Wirbelsäule wieder gestreckt und der Kopf oben ist. Wiederholen Sie 26mal.

Wichtiger Hinweis zum Üben!

– Wenn Sie Probleme mit den Knien haben, gehen Sie nur so weit in die Hocke, daß das Gesäß oberhalb der Knie bleibt.

Diese Übung reguliert die sexuelle Energie und wirkt auf das Herzzentrum. Sie aktiviert die positiven Kräfte.

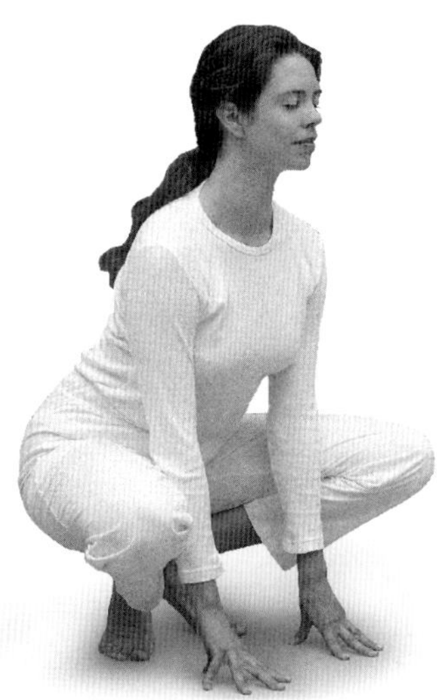

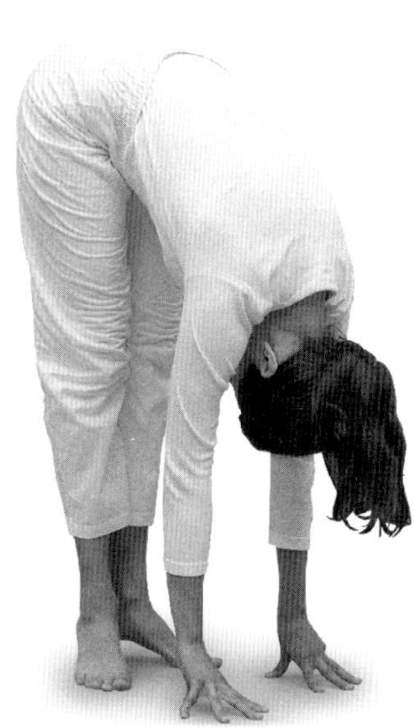

6. Sie sitzen mit gerader Wirbelsäule im Fersensitz, die Hände liegen entspannt auf den Oberschenkeln. Atmen Sie tief ein und drehen Sie den Kopf nach links zur Schulter – sagen Sie in Gedanken SAT. Atmen Sie völlig aus und drehen Sie den Kopf dabei nach rechts zur rechten Schulter – sagen Sie in Gedanken NAM.
3 Minuten.
Atmen Sie ein, wenn der Kopf nach vorne zeigt, und entspannen Sie die Atmung.

Diese Übung stärkt das Kehlchakra und öffnet die energetische Verbindung zum Kopf.

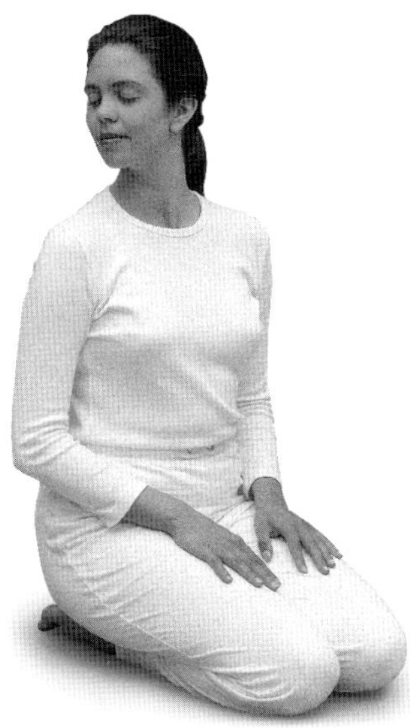

7. Sie sitzen im Schneidersitz. Bringen Sie die Hände zu den Schultern, die Finger fassen die Schultern vorn, die Daumen hinten. Oberarme und Ellenbogen sind parallel zum Boden. Atmen Sie ein, während Sie den Oberkörper nach links zur Seite biegen, und atmen Sie aus, während Sie ihn nach rechts biegen. Die Atmung ist lang und tief. 3 Minuten.
Atmen Sie nun in der mittleren Position ein, atmen Sie aus und entspannen Sie die Atmung.

Diese Übung lockert die Wirbelsäule und verbessert die Verdauung.

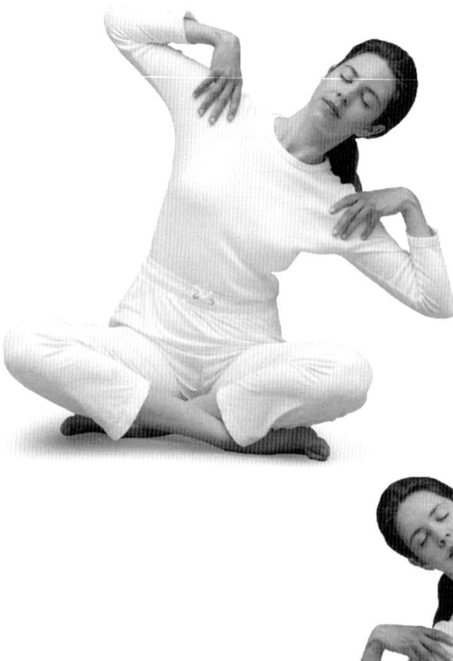

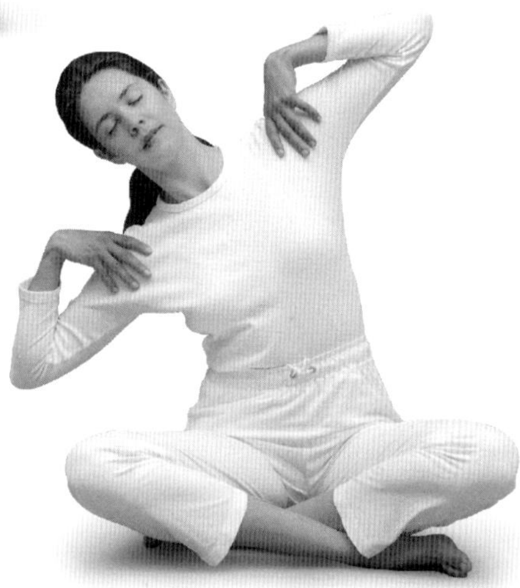

8. Sie sitzen in der einfachen Haltung, die Hände im Gyan Mudra. Konzentrieren Sie sich auf Ihr drittes Auge. Ziehen Sie die Wurzelschleuse: kontrahieren Sie Schließmuskeln, Genitalien und untere Bauchmuskeln und halten Sie diese Spannung während der gesamten Zeit. Konzentrieren Sie sich auf den Atemstrom, meditieren Sie bei der Einatmung auf SAT, bei der Ausatmung auf NAM.
6 Minuten oder länger.

Diese meditative Übung vertieft und stabilisiert die Wirkung der gesamten Übungsreihe.

9. Entspannen Sie 10 bis 15 Minuten auf dem Rücken.

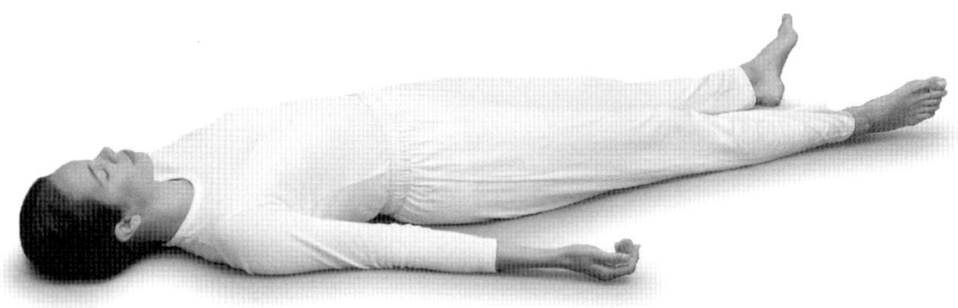

Meditation für gesundes Selbstvertrauen

Die Meditation zentriert und löst tiefe innere Ängste, die dem Selbstvertrauen im Weg stehen. Sie stellt die Verbindung zur eigenen Kraft her und verbessert die Fähigkeit, Herausforderungen des Lebens zu meistern.

Sie sitzen mit gerader Wirbelsäule in der einfachen Haltung oder in einer anderen Meditationshaltung.
Legen Sie den rechten Daumen über den linken Daumen. Schließen Sie die anderen Finger gestreckt um die Daumen herum. Drücken Sie die Daumen so weit wie möglich in die geschlossenen Hände hinein. Drücken Sie die Hände an den kleinen Fingern fest gegeneinander – von den Spitzen der kleinen Finger bis zur Basis der Hände. Drücken Sie die Zeigefinger an den Spitzen aneinander.
Bringen Sie die Hände so vor Ihr Gesicht, daß die Fingerspitzen auf Höhe der Lippen nach oben zeigen. Die Unterarme zeigen parallel zum Boden, die Ellenbogen sind nach außen gestreckt. Die Augen sind leicht geöffnet. Konzentrieren Sie sich auf Ihre Atmung und auf das Mantra. Atmen Sie tief ein und singen Sie mit der Ausatmung langsam mit monotoner Stimme.

HAR HAR HAR HAR HARI HARI

Versuchen Sie, mit dem Singen Ihre Lungen vollständig zu leeren. Atmen Sie wieder tief ein und beginnen Sie von neuem.
11 bis 31 Minuten.

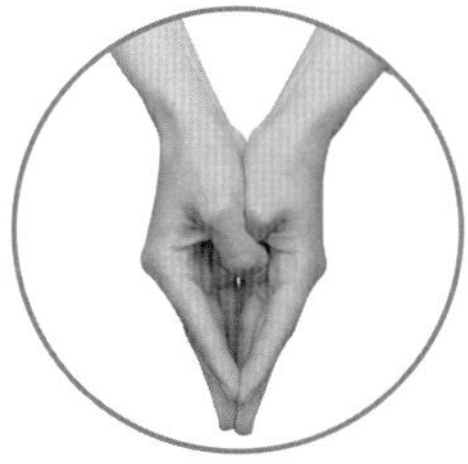

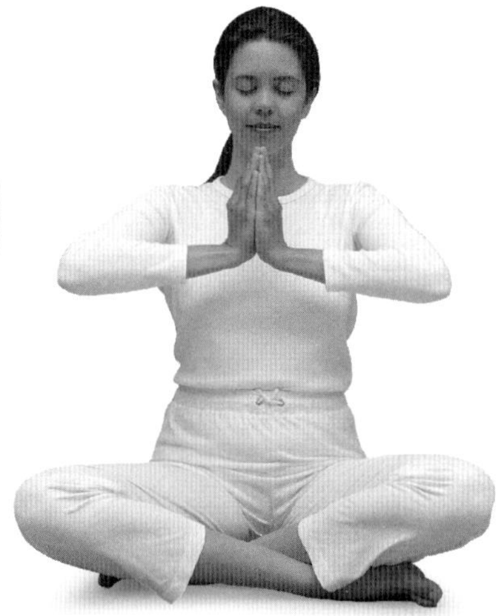

Das vierte Chakra: Liebe und Geborgenheit

Ich bin das Herzchakra.
Ich bin das Rauschen des Windes in den Baumwipfeln.
Ich liebe das saftige Grün der unberührten Natur.
Meine Aufgabe ist es, Liebe zu geben und zu empfangen.

Das vierte Chakra, das Herzchakra, befindet sich in der Mitte der Brust, am Brustbein auf der Höhe der Brustwarzen. Es ist die Verbindung der drei unteren Chakras, die die Instinkte regulieren, mit den höheren Energien des Geistes und des menschlichen Bewußtseins. Das Herzchakra ist das Zentrum der emotionalen Wahrnehmung. Wenn die Energie im Nabelchakra und im ganzen «unteren Dreieck» ausgeglichen ist, wird man nicht von seinen Leidenschaften beherrscht und findet eine ehrliche Beziehung zu den eigenen Gefühlen und Bedürfnissen. Sinne und Instinkte können ausgelebt werden, ohne die Kontrolle darüber zu verlieren. Man wird sich seiner wahren Gefühle und Bedürfnisse bewußt und läßt Liebe und echte Menschlichkeit zu, ist fähig zu Neutralität und Gelassenheit, zu freier Entscheidung, Verantwortung und Verpflichtung.

Thema: Liebe und Mitgefühl

Das Thema des vierten Chakra ist die Öffnung für Liebe, menschliche Wärme und Zuneigung. Astrologisch wird das Herzzentrum von der Venus beherrscht: sie steht für Zärtlichkeit, Sensibilität und Einfühlung und entwickelt den Sinn für Schönheit, Harmonie und Ästhetik. Ein offenes Herz kann Liebe geben und empfangen, ohne Bedingungen zu stellen. Es ermöglicht Anteilnahme und Fürsorge und versetzt in die Lage, für sich selbst und für andere zu sorgen und Trost zu spenden. Man kämpft nicht, um geliebt zu werden, sondern erkennt, daß Liebe unabhängig von der eigenen Person existiert. Ein ausgeglichenes viertes Chakra ermöglicht Liebe und Hingabe, ohne sich selbst zu verlieren. Es verleiht so die Fähigkeit, sich auf andere Menschen zu beziehen, sich für das *Wir*, für menschliche Nähe und Intimität zu öffnen, es schafft gegenseitiges Vertrauen und inneren Frieden. Das Gefühl von Vertrautheit, Verbundenheit, Toleranz, Respekt und echtem Verständnis ist die Grundlage für soziale Verantwortung und solidarisches Verhalten.

Die Lernaufgabe des Herzchakra ist es, sich selbst zu lieben und sich auch in den eigenen Schwächen und Fehlern anzunehmen. Wer die eigenen Schattenseiten unterdrückt, kann sie auch bei anderen nicht akzeptieren – man muß wissen, wer man selber ist, um lieben zu können. Wer mit sich selbst liebevoll umgeht, hat Verständnis und Einfühlungsvermögen für andere, ohne in Rührseligkeit zu verfallen oder Liebesbeweise zu erwarten. Liebesbeziehungen werden nicht zur eigenen Bedürfnisbefriedigung oder Bestätigung mißbraucht. Frustrationen werden umgangen in dem Wissen, daß man von niemandem verletzt werden kann, dem man es nicht selbst erlaubt.

Ein zentraler Aspekt des Herzchakra ist es, Mitgefühl mit sich selbst zu entwickeln und die Wunden und verborgenen Narben der Vergangenheit zu heilen. Wer an der Vergangenheit festhält, ist nicht in der Lage, Abschied zu nehmen. Daraus resultieren energetische Ungleichgewichte und emotionaler Streß. Denjenigen zu verzeihen, die einem Verletzungen zugefügt haben, befreit von Ohnmachtsgefühlen und Selbstmitleid, dem Bedürfnis nach Schuldzuweisungen und Rache. Es macht frei von alten Verstrickungen und befähigt zum Erkennen von Sinn in dem, was geschieht – man ist nicht bloß das hilflose Opfer des Schicksals. Jeder kann die Verantwortung für sich selbst übernehmen und das, was mit ihm geschieht, als Lernaufgabe akzeptieren – daraus resultiert ein Gefühl von Freiheit, innerem Frieden und Heilung. Das Luftelement, das das vierte Chakra beherrscht, steht für Leichtigkeit und Beschwingtheit. Es macht keinen Sinn, Luft festhalten oder einsperren zu wollen – sie sorgt für Ausgleich auf allen Ebenen.

Funktion: Einklang und Fülle

Ein ausgeglichenes Herzchakra sorgt für Ausgewogenheit: zwischen Geben und Nehmen, zwischen Schutz und Öffnung, zwischen Allem und Nichts. Es steht für ständige Erneuerung aus dem tieferen und weiteren Bewußtsein des Selbst. Das Herzzentrum bringt den Menschen in Kontakt mit der eigenen Seele, dem inneren Ort, wo sich Konflikte auflösen und Klarheit herrscht. Mit der Energie des Herzens zu leben bedeutet, in ständiger Verbindung mit der Seele zu bleiben und sie in das Leben zu integrieren. Im Herzen existiert ein tiefes Wissen, das über materielle und weltliche Begrenzungen hinausgeht. Wer diesen inneren Ort besucht, findet Zeit und Ruhe zum Kontakt mit dem tiefen Sein und Zugang zum Wissen um sich selbst und die wahren eigenen Bedürfnisse. Ersatzbedürfnisse und externe Konditionierungen, die eine Verwirklichung der Seelenwünsche behindern, werden erkennbar.

Zwischen dem Nabelchakra und dem Herzchakra befindet sich der *Kalpatarn*, der Baum der Wünsche. In der Vorstellung des Yoga erfüllt er demjenigen sein Begehren, der sich ihm in Unschuld und Demut nähert. Das Vertrauen, daß das Universum die eigenen tiefen Bedürfnisse befriedigt, ändert die energetische Frequenz der Dinge und schafft die Voraussetzung dafür, daß Projektionen in der materiellen Welt eine Resonanz erfahren. Positive Projektionen verwirklichen sich unabhängig von der statistischen Wahrscheinlichkeit: Wunder werden möglich. Die Voraussetzung dafür ist, sich zu öffnen, Wünsche zu formulieren, sie ans Universum abzugeben und auf ihre Verwirklichung zu vertrauen. Dazu gehört die Fähigkeit, Dankbarkeit zu fühlen und auszudrücken.

Ein offenes Herz erzeugt Energie und verströmt sie aus sich selbst heraus – man kann aus eigener Fülle heraus geben. Gleichzeitig verschafft es Einklang mit dem Fluß des Lebens und befähigt, die Geschenke des Lebens anzunehmen, ohne sich davon abhängig zu machen. Projektionen funktionieren wie ein Magnet: sie ziehen das an, was man will und erwartet. Allerdings sind sie ebenso in der Lage, negative Gedanken zu verwirklichen, deshalb ist es wichtig, die eigenen Wünsche und Projektionen von negativen Konditionierungen, Neid oder dem Gefühl, zu kurz zu kommen, zu reinigen. Vielleicht will man auch unglücklich sein und leiden. Vielleicht zieht man es vor, einen bekannten Schmerz zu erleben als ein unbekanntes Glück und die damit verbundenen neuen und unbekannten Risiken. Vertrauen und innere Zuversicht ermöglichen es, negative Projektionen wie z. B. «Das gelingt mir nie!» loszulassen. Die Verwirklichung der eigenen Wünsche hat mit der inneren Bereitschaft zu tun, glücklich zu sein. Wer Intellekt und Gedankenmuster über das Leben regieren läßt und genau zu wissen glaubt, was gebraucht wird und wo es zu finden ist, wird blind für die Geschenke des Universums. Die Gedanken sind nicht neutral, sie sind von Verhaltensmustern, Abwehrmechanismen und Emotionen geprägt.

Das Herzchakra ist das Zentrum der *Bhakti*-Qualitäten von spiritueller Hingabe, Demut und Selbstlosigkeit, die der modernen Gesellschaft eher fremd sind. Die westliche Kultur verbindet sie meist negativ wertend mit Selbstaufgabe, Sich-ausnutzen-Lassen oder dem Helfersyndrom, während Durchsetzungsvermögen, Handlungsorientiertung und Ellenbogenmentalität positiv interpretiert werden. Die Herzensqualitäten Offenheit und Empfänglichkeit sind aber eine wichtige Voraussetzung dafür, die tiefen Bedürfnisse der Seele zu erkennen und im Leben zu verwirklichen.

Energetische Situation: Heilung und Geborgenheit

Steckt die Energie im Nabelchakra fest, so ist das eigene Handeln egoistisch. Man bleibt verstrickt in unverarbeitete Gefühle und Ängste, die aktuelle emotionale Situationen mit Schmerz aus der Vergangenheit belasten. Ein unausgeglichenes Herzchakra äußert sich in Kritiksucht und der Unfähigkeit, sich selbst und andere so anzunehmen, wie sie sind. Man wird abhängig von der Liebe und Zuneigung anderer Menschen. Die eigenen Ängste, nicht geliebt oder verlassen zu werden, vor Einsamkeit und emotionalem Betrug machen besitzergreifend, Mitgefühl verwandelt sich in Selbstmitleid, Liebe in Sentimentalität – man verschließt sich in Gleichgültigkeit, mangelnde Anteilnahme und Herzlosigkeit.

Das Herzchakra konzentriert die Selbstheilungskräfte auf körperlicher und psychischer Ebene. Es steht für die Heilkraft der Liebe für sich selbst und für andere. Schmerz und Trauer werden gelindert, wenn es gelingt, ihre wahre Quelle zu entdecken und sich mit der Heilkraft des

Universums zu verbinden. Man kann sich selbst bemuttern und die Verletzungen des eigenen inneren Kindes heilen.

Herz, Lunge und Atmungssystem hängen eng mit dem Herzzentrum zusammen. Da die Atmung der Träger der Lebensenergie Prana ist, existiert hier eine wichtige Schaltstelle der Energieversorgung. Kann man über diese Energie verfügen, haben Ängste wenig Raum. Herz und Lungen sind die Rhythmusorgane des Körpers. Der ununterbrochene Herzschlag und der endlose Wechsel von Ein- und Ausatmung bilden den Ur-Rhythmus des Seins und schaffen Verbindung mit dem ewigen Kreislauf von Werden und Vergehen. Die lange und vollständige Atmung dehnt die Brust und löst die Körperpanzer. Sie beruhigt den Geist, bringt Körper und Seele ins Gleichgewicht und harmonisiert die inneren und äußeren Schwingungen. Der Rhythmus des Herzschlags bringt Einklang mit dem kosmischen Klang.

Ein ausgeglichenes Herzchakra aktiviert die Thymusdrüse und spielt eine zentrale Rolle bei der Abwehr von Krankheiten. Immunkrankheiten, Allergien, Krebs, Asthma, Herz- und Kreislauferkrankungen und ähnliches hängen mit Funktionsstörungen des Herzchakras zusammen. Lungenkrankheiten haben mit Trauer und Angst vor Veränderung zu tun, Wirbelsäulenprobleme im Brustbereich damit, sich zu verstecken und panzern zu wollen.

Das Herzchakra reguliert den Tastsinn, es steht für die Offenheit, sich berühren zu lassen und berührt zu werden. Die Heilkraft der Hände kann zur Selbstheilung und zur Heilung anderer Menschen eingesetzt werden. Die Arme und die Hände als wichtigste Tastorgane und die Haut als wichtigstes Berührungsorgan sind besonders wichtig für das energetische Gleichgewicht des vierten Chakras. Hautprobleme können mit einer tiefen Verletzlichkeit nach außen zusammenhängen, mit Problemen, sich selbst zu lieben und anzunehmen und Geborgenheit in sich selbst zu finden. Hautkontakt, Streicheln und körperliche Berührung öffnen das Herzzentrum. Übungen, die mit Armen, Händen und Fingern arbeiten, sind besonders wirksam, um es zu harmonisieren, ebenso wie Massage. Die Hände sind die Handlungsorgane des Menschen – daher stehen sie in Kontakt mit dem Nabelchakra –, doch erst die enge Verbindung mit dem Herzchakra ermöglicht es, in Anmut und Würde aus dem Herzen heraus zu handeln und einfühlsam zu sein.

Aktivierung und Harmonisierung des Herzchakra

- Die Farbe Grün: grüne Kleidung, Kontakt mit der Natur, grüne Nahrung;
- Stein: Rosenquarz;
- Sich selbst etwas Gutes tun, etwas für andere tun, Trost spenden, aktives Vergeben, Babysitting und Spielen, insbesondere mit kleinen Kindern;
- Positive Projektionen, Loslassen von negativen Projektionen;
- Massage, Berührung;
- GURU RAM DAS-Mantras, Meditationen auf SAT NAM, Meditationen auf den natürlichen Fluß der Atmung und auf den kontinuierlichen Herzschlag;
- Yoga: Babyposition (siehe S. 103), Side twists (siehe S. 47).

Übungsreihe für die Beziehung zum Herzen

Diese Übungsreihe öffnet das Herz und stärkt die Fähigkeit, Denken und Handeln von Mitgefühl und Einfühlungsvermögen bestimmen zu lassen. Sie aktiviert den Energiefluß von den unteren Chakras zum Herzzentrum und stärkt die Selbstheilungskräfte und das Immunsystem.

1. Sie sitzen in der einfachen Haltung. Halten Sie die Oberarme auf Schulterhöhe parallel zum Boden und bringen Sie die Unterarme in einem 90-Grad-Winkel zu den Oberarmen senkrecht nach oben. Die rechte Hand liegt im *Surya Mudra*, d. h., Daumen- und Ringfingerkuppen berühren sich und die anderen Finger sind gestreckt. Die linke Hand ist im *Buddhi Mudra*: Daumen und kleiner Finger berühren sich, die Handflächen zeigen nach vorn.
Machen Sie kräftige Feueratmung durch den Mund, so daß sich die Wangen mit jedem Atemzug ein- und ausblähen. Die Lippen sind leicht geöffnet.
3 ½ Minuten.
Atmen Sie nun durch die Nase ein und halten Sie den Atem für 30 Sekunden. Atmen Sie aus. Wiederholen Sie Einatmung, Atemhalten und Ausatmung noch 2mal.

Diese Übung verbindet mit eigener Kraft, Schönheit und stärkt das Kommunikationsvermögen.

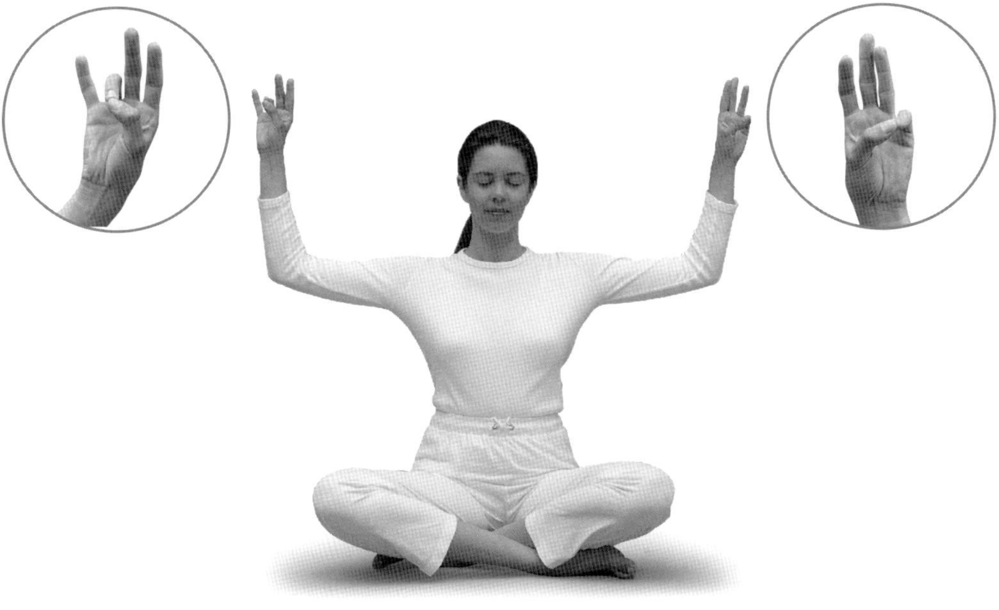

2. Sie überkreuzen die Hände auf dem Herzzentrum, die linke Hand liegt in der Mitte der Brust auf dem Brustbein, die rechte Hand liegt auf der linken. Konzentrieren Sie den Blick mit leicht geöffneten Augen auf die Nasenspitze. Meditieren Sie auf die Güte Ihres Herzens, auf das «Eins-Sein», spüren Sie die Totalität des Kosmos unter Ihren Händen.
5 Minuten.
Atmen Sie nun tief ein, atmen Sie aus und entspannen Sie.

Diese Übung aktiviert die heilende Energie des Herzzentrums.

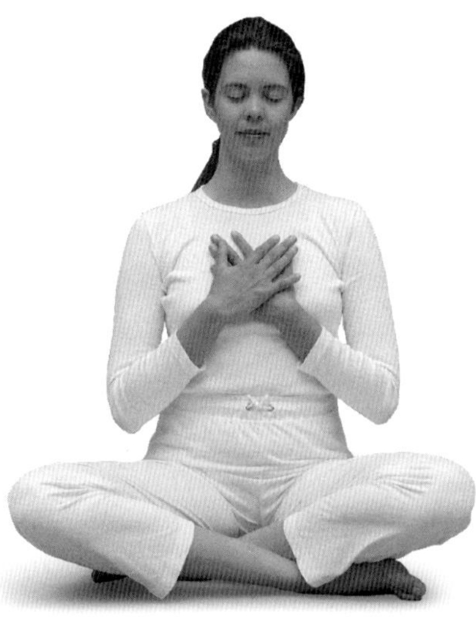

3. Sie ziehen nun in sitzender Haltung die Knie zur Brust und umfassen sie mit den Armen. Heben Sie den Körper vom Boden ab und lassen Sie ihn wieder nach unten fallen, indem Sie Ihr ganzes Gewicht hochziehen, als ob Sie sich vom Boden lösen wollten.
1 ½ Minuten.

Diese Übung verteilt die Energie im Körper und stärkt das Immunsystem.

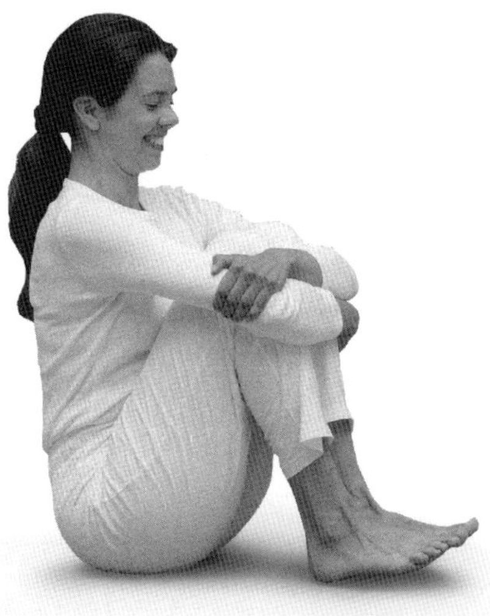

4. Sie legen sich auf den Rücken und strecken Arme und Beine senkrecht nach oben, die Finger und die Zehen sind dabei ebenfalls gestreckt, die Handflächen zeigen zueinander. Machen Sie kräftige Feueratmung.
3 Minuten.

Die Übung aktiviert den Pranafluß und bringt ihn ins Gleichgewicht. Sie wirkt reinigend, löst Giftstoffe aus dem Körper und stärkt das Nabelchakra.

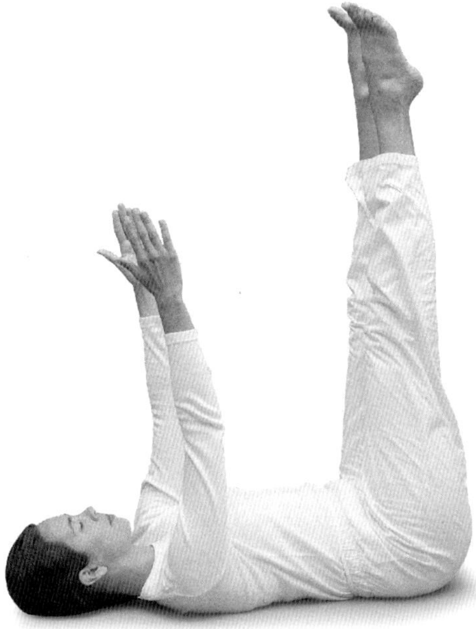

5. Babyposition: Sie setzen sich auf die Fersen und bringen die Stirn zum Boden, die Arme liegen mit den Handflächen nach oben neben dem Körper. Entspannen Sie den Nacken. Schlafen Sie.
6 Minuten.

Diese Übung entspannt die Wirbelsäule und die Nerven.

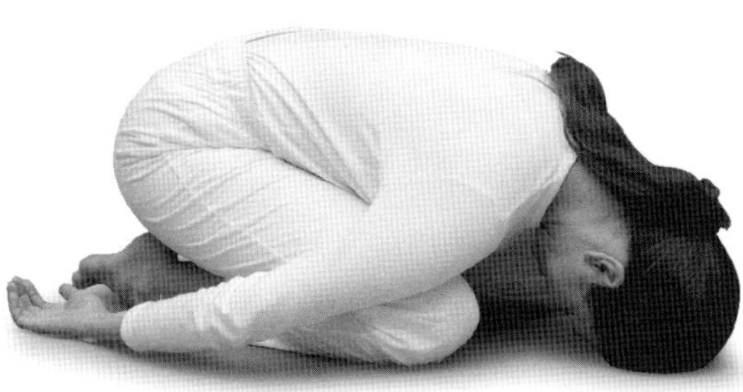

6. Sie legen sich wieder auf den Rücken und strecken Arme und Beine senkrecht nach oben, die Finger und Zehen sind dabei gestreckt. Bewegen Sie nun Arme und Beine abwechselnd vor und zurück (ca. 20 cm in jede Richtung) und machen Sie dabei Feueratmung. 2½ Minuten.

Diese Übung verstärkt die Wirkung von Übung 4.

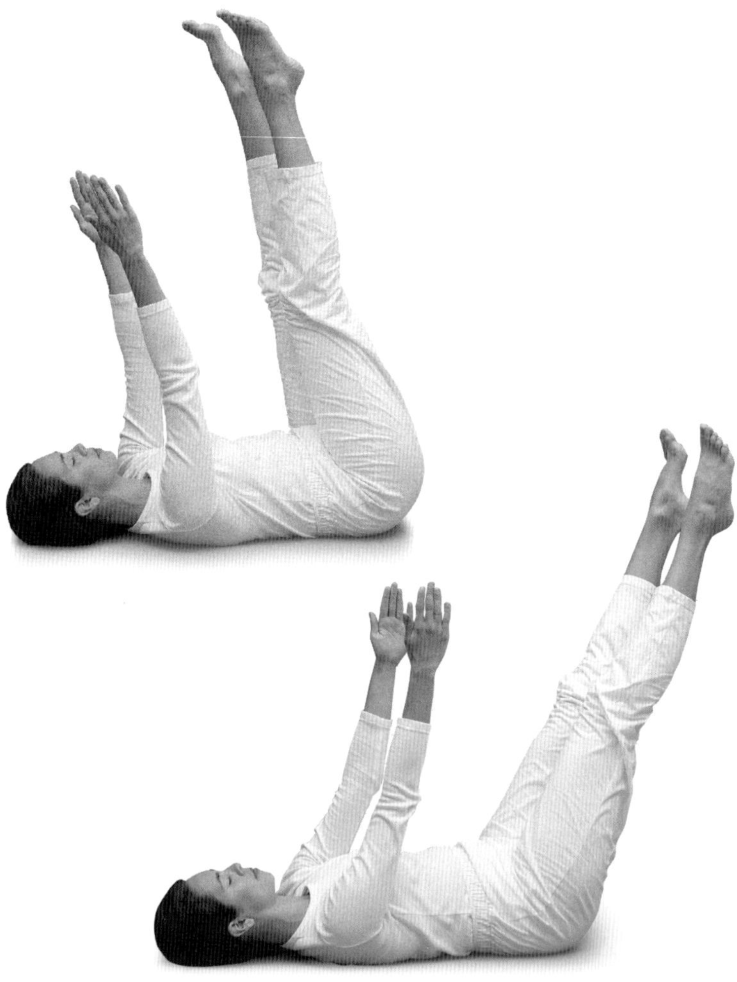

7. Sie sitzen in der einfachen Haltung. Legen Sie die Handflächen auf Ihr Herzzentrum (wie in Übung 2) und meditieren oder singen Sie.

14 Minuten.

Die Übung aktiviert die heilende Energie des Herzzentrums.

8. Entspannen Sie 10 bis 15 Minuten auf dem Rücken.

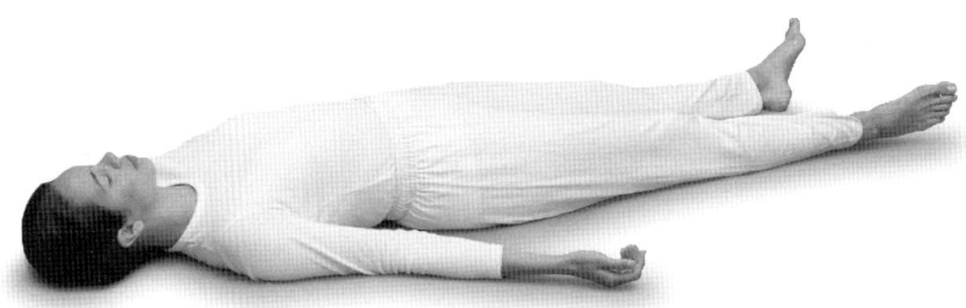

Meditation für Harmonie und Glückseligkeit

Diese Meditation bringt inneren Frieden und Ausgeglichenheit. Sie schützt und verbindet mit dem tiefen Sein, der eigenen Seele.

Sie sitzen in Meditationshaltung. Die Augen sind ganz wenig geöffnet. Bei Frauen ist die linke Hand im *Ravi Mudra*: Daumen und Ringfinger berühren sich, die rechte Hand im *Shuni Mudra*: Daumen und Mittelfinger berühren sich. Die anderen Finger sind jeweils gestreckt. Bei Männern ist die Haltung umgekehrt. Die Hände liegen auf den Knien.
Singen Sie mit sanfter, monotoner Stimme:

GURU GURU WAHE GURU
GURU RAM DAS GURU

11 Minuten.

GURU RAM DAS ist der Lehrer, der die Herzenergie des vierten Chakras vollkommen verkörpert und gelebt hat. WAHE GURU ist der Klang der Freude auf dem Weg zu Bewußtheit und Licht.

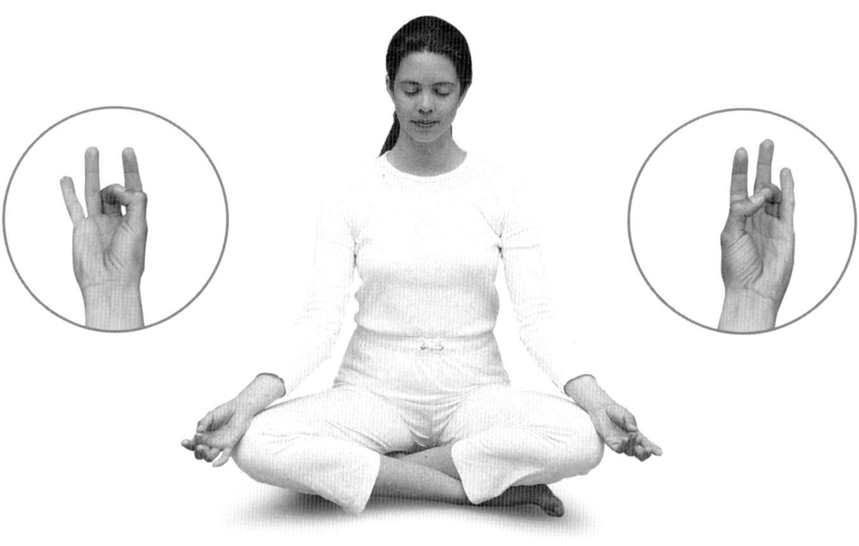

Das fünfte Chakra: Kommunikation und Austausch

Ich bin das Kehlchakra.
Ich liebe den blauen Himmel
und die Weite des Horizonts über dem Meer.
Ich teile mich mit
und habe offene Ohren für alles um mich herum.
Ich habe die Kraft, die Wahrheit zu sprechen.

Das fünfte Chakra, das Kehlchakra, befindet sich im Hals auf Höhe der Kehle. Es ist das Chakra der Transformation, Mittler zwischen innerer und äußerer Welt, zwischen Kopf und Bauch, Geist und Körper, Denken und Fühlen. Es ermöglicht den Schritt aus dem Bekannten ins Unbekannte, das Loslassen von Überholtem und die Begrüßung des Neuen.

Ein starkes Kehlchakra ist zentral für das Grundgefühl, akzeptiert zu sein: man nimmt im Leben den Raum ein, der einem zusteht, fühlt sich nicht fremd, sondern im Zentrum des Geschehens und kann unabhängig von der Meinung und der Bestätigung anderer handeln.

Thema: Selbstausdruck und Interaktion

Das Thema des Kehlchakra ist persönlicher Ausdruck und Kommunikation. Man überschreitet die Grenze von Innen nach Außen, besitzt Selbstvertrauen in der Artikulation und drückt die eigenen Gefühle aus. Die Bewußtseinsbereiche, die in den anderen Chakras verankert sind – die Suche nach Sicherheit, nach kreativem Ausdruck, Aufmerksamkeit und Liebe –, werden im fünften Chakra aktiviert und gelebt. Das Kehlchakra steht für bedingungslose Wahrheit und die Fähigkeit, sie auszudrücken. Es ermöglicht eine ehrliche Selbstdarstellung, man zeigt sich so, wie man wirklich ist, vertritt eine eigene Meinung, trifft den richtigen Ton, fühlt sich verstanden und kann etwas bewirken. Verstellung, Berechnung und Heuchelei, sprachliche und gedankliche Rhetorik trüben die Beziehung zu dem, was man wirklich ist und fühlt. Ehrliche Kommunikation ist nur möglich, wenn man sich selbst kennt und den Mut hat, sich nicht zu verstecken. Das setzt das Hören der inneren Stimme und den offenen Dialog mit dem eigenen Unbewußten voraus.

Das Element des Kehlchakra ist der Äther. Im Verständnis des Yoga ist Äther, *Akasha*, der Raum, in dem sich alles manifestiert, miteinander verbindet, seinen Platz findet und zum Wirken kommt. Äther steht für Reinheit, Ausdehnung und Weite, er ist flüchtig und subtil wie der Klang. Er durchdringt alles und ermöglicht den Zugang zur ganzen Fülle menschlichen Seins. Er verschmilzt die Elemente der unteren Chakras – Erde, Wasser, Feuer und Luft – miteinander und bringt sie in ihre subtilste Form, die reine Essenz.

Astrologisch wird das fünfte Chakra von Jupiter regiert, der für zeitloses Wissen und Wachstum steht. Er gibt die Fähigkeit, sich «mit-zuteilen», mit anderen Menschen zu teilen, sie an eigenen Erfahrungen und Wissen teilhaben zu lassen. Ehrliche Kommunikation erschöpft sich nicht im persönlichen Ausdruck, sondern beinhaltet ebenso die Wahrnehmung und den Austausch mit der äußeren Welt – als echte Anteilnahme anstelle der bloßen Instrumentalisierung des Gegenübers für die eigenen inneren Monologe.

Funktion: Wahrnehmung und Äußerung

Gestik, Mimik und andere wortlose Verständigungsformen und Botschaften dienen der Kommunikation. Der wichtigste Ausdruck des fünften Chakra ist jedoch das Wort: es hat Macht, reicht über sich selbst hinaus, erschafft oder zerstört Welten. Die Kontrolle über das gesprochene Wort verleiht Macht über das eigene Leben. Sprache ermöglicht, Gedanken in Worte zu fassen, Konzepte zu entwerfen und Überzeugungen auszutauschen. Die geschriebene Sprache befreit aus den Fesseln von Zeit und Raum: Entfernungen können überwunden und Gedanken an nachfolgende Generationen weitergegeben werden. Das Wort, in dem die Wahrheit schwingt, kommt aus dem Herzen und erreicht den anderen in seinem Zentrum.

Die Stimme spiegelt das Innerste, wirkt aber ebenso darauf ein. Eine schrille Stimme ist ebenso beredt wie ein anklagendes Schweigen. Wem die Kehle wie zugeschnürt vorkommt, der kann sich nicht äußern. Ein

Gefühl der Schwäche drückt sich in der Stimme aus. Lautes Sprechen erzeugt ebenso wie Selbstgespräche und innere Monologe Vibrationen, die das Unterbewußtsein beeinflussen. Jammern, Nörgeln, Lamentieren, aber auch negative und destruktive Leitsätze konditionieren es und verfestigen sich zu Denkmustern und Vorurteilen, die tiefe Ängste und Gewohnheiten auslösen können. Stille und Schweigen ermöglichen die Öffnung des inneren Ohres und das Hören der inneren Stimme. In der westlichen Kultur ist Stille selten, ständig ist man von Geräuschen umgeben. Ein ausgeglichenes Kehlchakra erlaubt es, sich trotz ständiger Lärmkulisse selbst zu hören und nicht darin unterzugehen.

Sprache und Klang entfalten ihre Wirkung über den Hörsinn, der vom Kehlchakra reguliert wird. Techniken, die mit dem Klang arbeiten, stärken das fünfte Chakra, indem sie die Kommunikation zwischen Innen und Außen beeinflussen. Die Macht des Wortes findet ihren höchsten Ausdruck im Mantra, das das Unterbewußtsein von unbewußten Ängsten und Mustern reinigt und den Geist auf eine höhere Frequenz bringt. Ein Mantra produziert eine Schwingung, die über die Meridianpunkte im Gaumen auf das Gehirn und die Organe einwirkt und die Kommunikation zwischen den verschiedenen Gehirnsphären verbessert. Sie beeinflußt das Bewußtsein, entspannt, zentriert und befreit von unerwünschten Gedankenmustern. Anstelle von unkontrollierten Beeinflussungen und Vibrationen von außen entscheidet man mit der Technik des Mantras selbst, wohin die eigene Energie fließt.

Energetische Situation: Offenheit und Distanz

Schüchternheit und übertriebenes «Understatement» können mit einer energetischen Unterversorgung im Bereich des fünften Chakra zusammenhängen, ebenso wie die Angst, aus sich herauszugehen, autistische Tendenzen, innere Distanziertheit und Probleme bei der Äußerung der eigenen Bedürfnisse. Fehlt die Energie im Kehlchakra, neigt man zu Konformismus und schreckt unbewußt davor zurück, sich selbst und die eigenen Impulse auszudrücken. Man möchte den äußeren Erwartungen entsprechen, will auf keinen Fall auffallen oder die Konventionen verletzen, wirkt leblos und schüchtern. Gleichzeitig leidet man darunter, übersehen zu werden, fühlt sich kontrolliert und ohne Freiraum.

Im Extremfall wird die eigene Persönlichkeit einer Fassade geopfert – Selbstablehnung, Lebensverneinung und innerer Rückzug können die Folge sein. Zuviel Energie im Kehlchakra dagegen kann sich in der Tendenz zu dominantem Auftreten, einschüchterndem Verhalten und verbaler Manipulation äußern.

Das fünfte Chakra reguliert die Schilddrüse, die den Stoffwechsel und damit den Umsatz der Nahrung zu Energie im Körper beeinflußt. Ist ihre Funktionsfähigkeit gestört, kann es zu Nervosität, Hyperaktivität und Gewichtsproblemen kommen. Die Nebenschilddrüse beeinflußt den Kalziumhaushalt, der für Knochen und Zähne, für die Reaktionsfähigkeit von Muskel- und Nervenzellen und für die Bekämpfung von Entzündungen und Allergien wichtig ist. Mangelt es dem Körper an Kalzium, so löst er es aus den Knochen heraus – Schädigungen im Skelett und an den Zähnen sind die Folge.

Krankheiten der Schilddrüse und im Halsbereich können mit einem Konflikt zwischen dem eigenen Leben und den Bedürfnissen der Seele zusammenhängen. Verspannungen in den Schultern und im Nacken entstehen dadurch, daß man sich zuviel auflädt bzw. die Last nicht wahrhaben will, die einen niederdrückt. Die Angst «sitzt im Nacken», man neigt zur Halsstarrigkeit. Eine flexible Nackenwirbelsäule befähigt zur visuellen Kontrolle – der Kopf ist in alle Richtungen drehbar. Ist diese Flexibilität nicht gegeben, reduziert sich auch psychisch die Fähigkeit, angstfrei und angemessen auf Veränderungen im Leben zu reagieren.

Probleme, die mit dem Gehör, den Ohren, dem Kiefer, der Mundhöhle und dem Hals zusammenhängen, gehören in den Bereich des fünften Chakra. In Kehle und Halswirbelsäule sammelt sich alles Unausgesprochene in Form von blockierter Energie. Dies kann zu Sprachstörungen, zum «Kloß im Hals», zu Stottern, aber auch zu übermäßiger Redseligkeit führen. Anspannung im Kieferbereich äußert sich zum Beispiel im Zähneknirschen während des Schlafes. Neue sogenannte «Zivilisationskrankheiten» wie Ohrensausen und Tinnitus sind auf die ständige Geräusch- und Lärmbelastung der westlichen Kultur zurückzuführen.

Aktivierung und Harmonisierung des Kehlchakra

- Die Farbe Blau: blaue Kleidung, vor allem als Schal um den Hals;
- Steine: Türkis, Mondstein;
- Ausdruck der eigenen Kreativität: Tagebuch führen, laut sprechen, lesen oder singen;
- Ehrliche Kommunikation, Grenzen setzen, «Nein» sagen (und die Bereitschaft, ein «Nein» zu akzeptieren), Formulierung und Ausdruck der eigenen Wünsche und Bedürfnisse;
- Musik;
- Klangmeditationen, Mantras, Meditation auf WAHE GURU, das Äthermantra;
- Yoga: Schulterübungen (bringen die Energie vom Herzen zur Kehle), Kopfkreisen (öffnet die Verbindung zum Kopf).

Übungsreihe für kreativen Selbstausdruck

Die folgende Übungsreihe aktiviert das Kehlchakra und öffnet die Verbindung zwischen Körper und Kopf. Sie verbessert die Fähigkeit, sich auszudrücken und mit anderen Menschen zu kommunizieren.

Wichtige Hinweise zum Üben!

- Einige der Übungen regen die Schilddrüse stark an. Wenn Sie an einer Funktionsstörung der Schilddrüse leiden, machen Sie die Übungsreihe nur in Absprache mit Ihrem Yogalehrer und Ihrem Arzt oder Heilpraktiker.
- Da diese Übungsreihe vor allem am fünften Chakra arbeitet, setzt sie voraus, daß Ihr Körper aufgewärmt und der Energiefluß in den unteren Chakras geöffnet ist. Führen Sie deshalb unbedingt vorher mindestens 15 Minuten lang die «Aufwärmübungen für die Wirbelsäule» (siehe S. 43 ff.) aus.

1. Sie sitzen mit gerader Wirbelsäule im Fersensitz. Strecken Sie die Arme parallel zum Boden seitlich aus, die Handflächen zeigen nach oben. Kombinieren Sie folgende Bewegungen: mit der Einatmung drehen Sie den Kopf vorsichtig nach links und heben gleichzeitig die Unterarme senkrecht nach oben, im rechten Winkel zu den Oberarmen; mit der Ausatmung strecken Sie die Arme wieder parallel zum Boden aus und drehen gleichzeitig den Kopf zur rechten Schulter.
2 bis 3 Minuten.

Wichtiger Hinweis zum Üben!

– Drehen Sie den Kopf nur so weit, wie es für Sie angenehm ist, und vermeiden Sie jede ruckartige Bewegung im Nacken.

Diese Übung löst gemeinsam mit der folgenden Verspannungen in den Schultern und in der Halswirbelsäule.

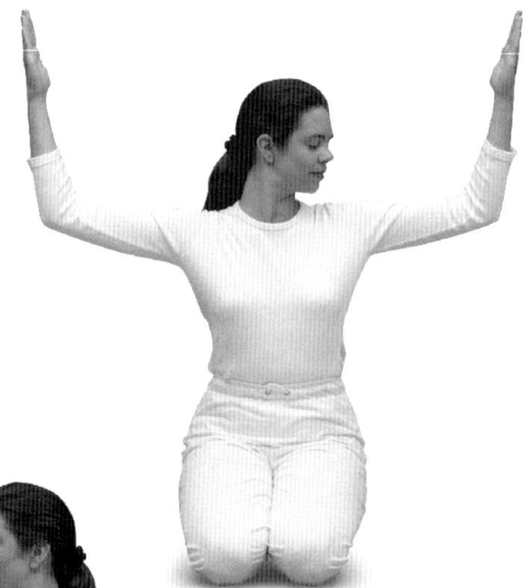

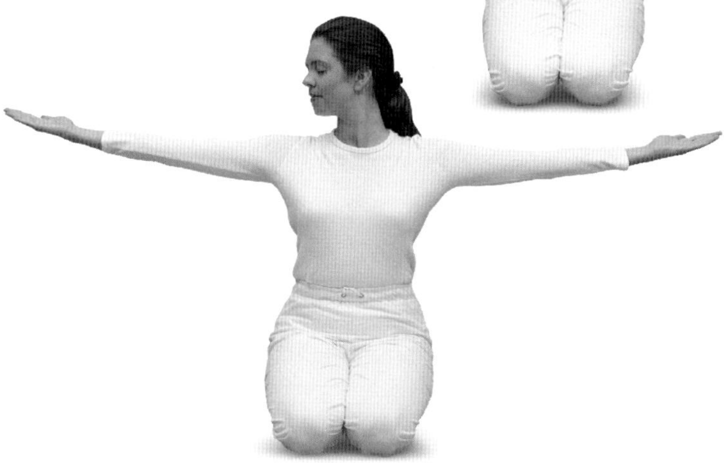

2. Sie sitzen mit gerader Wirbelsäule im Fersensitz. Ziehen Sie mit der Einatmung die linke Schulter so hoch wie möglich zum Ohr und senken Sie gleichzeitig die rechte Schulter. Mit der Ausatmung ziehen Sie die rechte Schulter hoch zum Ohr und senken die linke Schulter. Fahren Sie mit kräftiger Atmung abwechselnd fort. Achten Sie darauf, daß Ihre Wirbelsäule während des Übens gerade und gestreckt bleibt.
1 Minute.

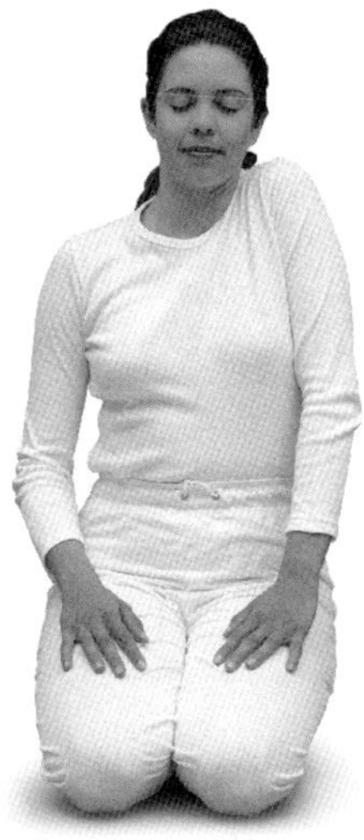

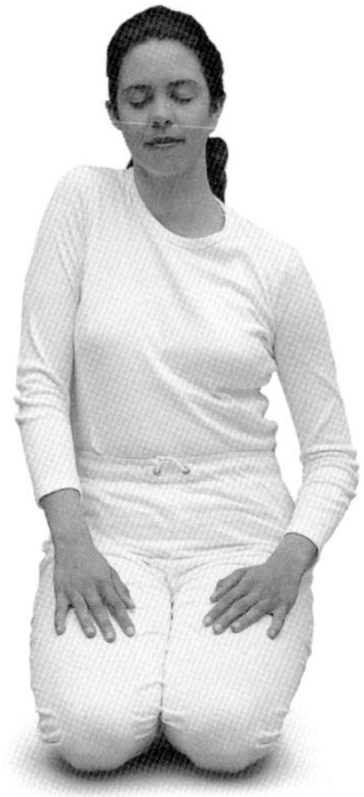

3. Sie bleiben auf den Fersen sitzen. Strecken Sie die Arme gerade nach vorn, die Handflächen zeigen nach unten. Lassen Sie den Kopf in den Nacken sinken und fixieren Sie mit offenen Augen einen Punkt an der Decke. Wenn Sie merken, daß der Nacken steif wird oder schmerzt, dann lockern Sie ihn. Machen Sie in dieser Stellung Feueratmung.
2 bis 3 Minuten.

Wichtiger Hinweis zum Üben!

– Wenn Sie Probleme mit der Halswirbelsäule haben, legen Sie den Kopf nicht in den Nacken, sondern halten Sie ihn gerade in Verlängerung der Wirbelsäule.

Die Übung aktiviert und massiert die Schilddrüse.

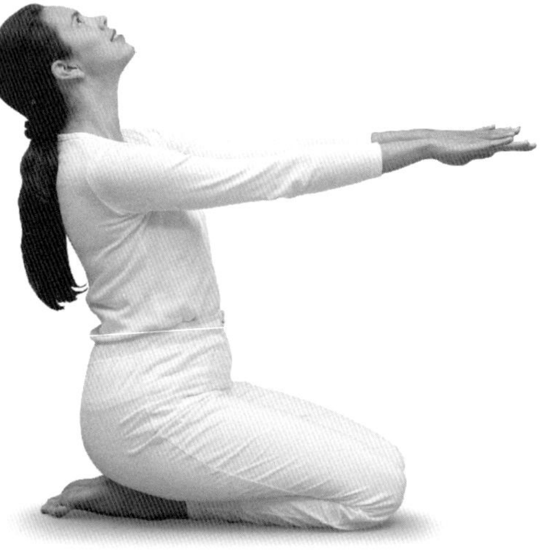

4. Bringen Sie die Hände hinter dem Rücken ins Venusschloß, die Finger sind ineinander verschränkt (siehe S. 31). Strecken Sie die Arme nach hinten und heben Sie sie so hoch, wie Sie können. Spüren Sie die Dehnung in den Schultern. Lassen Sie den Kopf sinken und bringen Sie das Kinn in die Schlüsselbeingrube. Machen Sie Feueratmung.
3 Minuten.

Diese Übung energetisiert den Kopfbereich und verbessert das Gedächtnis.

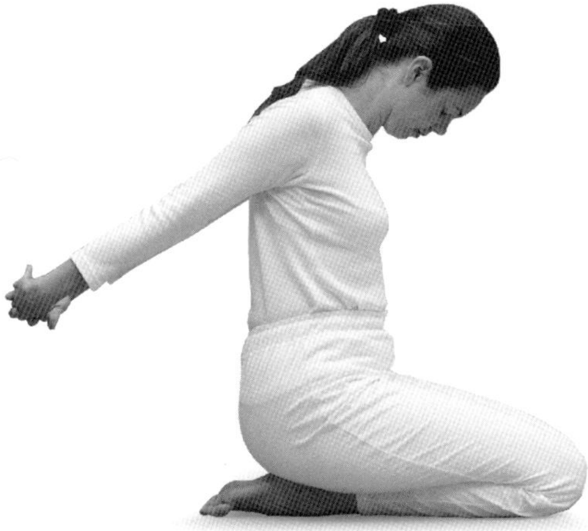

5. Sitzen Sie in der einfachen Haltung, die Hände sind im Gyan Mudra. Atmen Sie tief ein, drehen Sie dabei den Kopf nach links. Atmen Sie aus, drehen Sie den Kopf dabei nach rechts. Wirbelsäule und Nacken bleiben gerade.
Wiederholen Sie 26mal.

Wichtiger Hinweis zum Üben!

– Drehen Sie den Kopf nur so weit, wie es für Sie angenehm ist, und vermeiden Sie jede ruckartige Bewegung im Nacken.

Die Übung aktiviert den Schulter-Nacken-Bereich und öffnet die Verbindung zum Kopf.

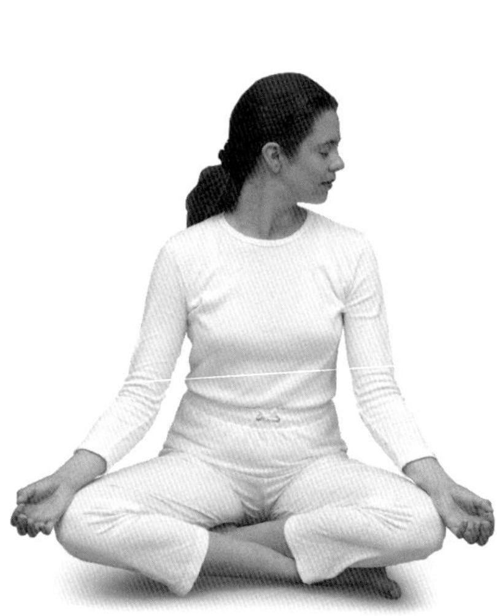

6. Strecken Sie die Beine nach vorn. Stützen Sie die Hände hinter den Hüften auf den Boden, die Finger zeigen nach hinten, der Oberkörper ist mit gestreckter Wirbelsäule in einem 45-Grad-Winkel nach hinten gelehnt. Lassen Sie den Kopf in den Nacken sinken, fixieren Sie mit geöffneten Augen einen Punkt an der Decke und atmen Sie lang und tief.
2 bis 5 Minuten.
Atmen Sie dann tief ein und mit einem Seufzer aus.

Wichtiger Hinweis zum Üben!

- Wenn Sie Probleme mit der Halswirbelsäule haben, legen Sie den Kopf nicht in den Nacken, sondern halten Sie ihn in Verlängerung der Wirbelsäule.

Diese Übung aktiviert und massiert die Schilddrüse.

7. Lockern Sie Ihren Nacken, massieren Sie Ihn vielleicht kurz. Entspannen Sie dann 10 bis 15 Minuten auf dem Rücken.

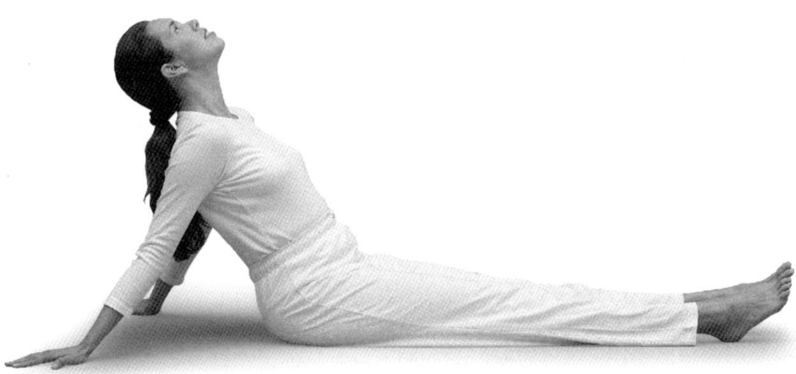

Meditation für effektive Kommunikation

Diese Meditation macht die Sprache effektiv und stärkt die Fähigkeit zum Ausdruck der eigenen Gedanken.

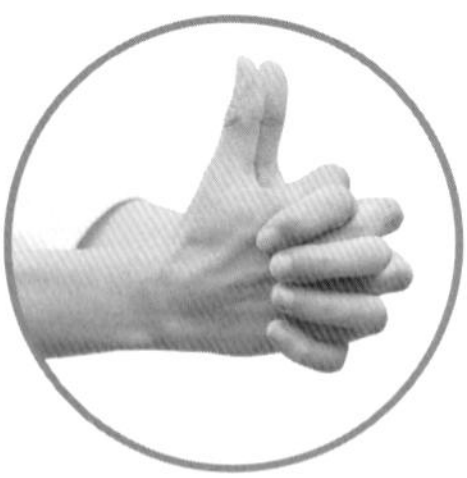

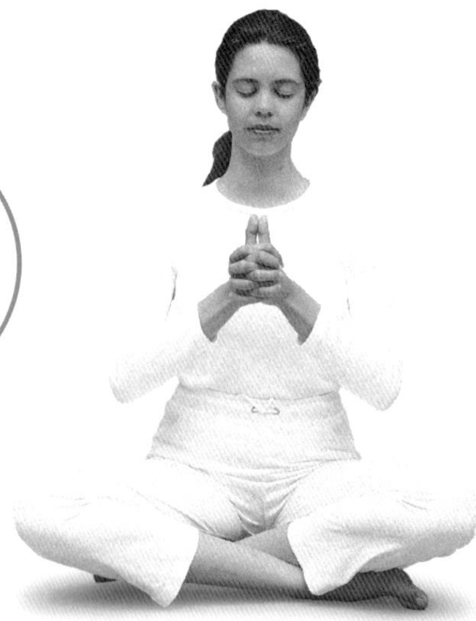

Sie sitzen im Schneidersitz und falten die Hände so, daß der rechte Zeigefinger oben ist. Legen Sie die Daumen aneinander und strecken Sie sie nach oben. Halten Sie diese Position vor der Brust, zwischen Solarplexus und Herzzentrum. Die Oberarme liegen locker am Körper. Die Wirbelsäule ist gestreckt, die Augen sind geschlossen. Atmen Sie tief durch die Nase ein und singen Sie das folgende Mantra.

RA RA RA RA
MA MA MA MA
SA SA SA SAT
HARI HAR HARI HAR

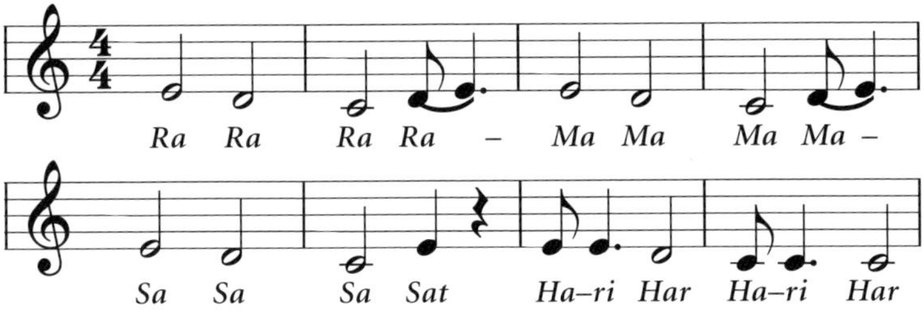

Atmen Sie vollständig aus, atmen Sie wieder ein und singen Sie von neuem. Konzentrieren Sie sich auf die Atmung und auf das Mantra.
3, 11 oder 31 Minuten.

RA bedeutet Sonne, MA Mond, SA Unendlichkeit und HAR oder HARI die Kreativität des Universums.

Das sechste Chakra: Intuition und inneres Wissen

Ich bin das Stirnchakra.
Ich liebe das Funkeln der Sterne am Nachthimmel.
Mein Thema ist die Intuition.

Das sechste Chakra, das Stirnchakra, befindet sich zwischen den Augenbrauen und der Nasenwurzel. Es ist der Sitz des Geistes und steht für Intuition und tiefe innere Einsicht. Der Geist ermöglicht es, vielfältige Informationen und Sinneseindrücke zu verarbeiten, um zu einem Verständnis der Wirklichkeit zu gelangen. Er befähigt zu intellektueller Neugier, Freude am Denken, Einfallsreichtum und Phantasie, Vernunft und Urteilskraft. Ein klarer Geist ist die Grundlage für die Fähigkeit, sich selbst und andere zu verstehen, für Perspektivenwechsel und das «Sich-in-andere-hinein-Versetzen».

Eine ausgeglichene Energie im sechsten Chakra gibt die Fähigkeit zu innerer Klarheit und geistiger Freiheit. Ein ruhiger und zentrierter Geist übernimmt die Verantwortung für gedankliche Projektionen und setzt die Vorstellungskraft gezielt ein. Wer sich Mechanismen und unbewußte Leitsätze, mit denen er die Wirklichkeit strukturiert, vergegenwärtigt, kann die eigenen Konditionierungen neu programmieren; Techniken wie Visualisierungen und das «positive Denken» sind dazu besonders effektiv.

Thema: Illusion und Wahrheit

Das Thema des sechsten Chakra ist die Vermittlung zwischen den Polaritäten Verstand und Intuition zu höherer Erkenntnis. Beide sind Teile eines gemeinsamen Ganzen, zusammen überwinden sie die mangelnde Balance des Bewußtseins, heilen innere Konflikte zwischen Denken und Fühlen. Der Geist erlangt Kontrolle über die verschiedenen Aspekte des Seins und integriert sie.

Das Stirnchakra ist das «dritte Auge», Träger des «sechsten Sinns», der die Wahrnehmung der anderen fünf Sinne schärft. Intuition bedeutet innere Führung, die davor bewahrt, die Welt nur unter persönlichen Belangen zu sehen oder sie auf rationale Denkbegriffe und vorgefertigte Kategorien zu reduzieren. Sie ermöglicht Visionen und hilft, eine Bestimmung im Leben zu finden, indem sie die tiefere Bedeutung von Erlebnissen erkennt. Wer die Wirklichkeit in das Raster rationaler Vorstellungen preßt, scheint ihre alltägliche Bewältigung einfacher zu haben und die Angst vor Unbekanntem unter Kontrolle zu halten. Die Abtrennung des Unfertigen und Unerwarteten hat jedoch einen hohen Preis: sie führt das Denken in Sackgassen und begrenzt den Raum für neue gedankliche Impulse und Erfahrungen. Intuition ermöglicht einen tieferen Zugang zur Wirklichkeit, auch jenseits rationalen Denkens und direkter Wahrnehmung. Ein ausgeglichenes sechstes Chakra ermöglicht Gespür für die tiefere Wahrheit, den Kern der Dinge, selbst wenn dies nicht sofort in Gedanken oder Worte gefaßt werden kann.

Astrologisch wird das Stirnchakra von Saturn bestimmt, dem «Task Master», der mit grundlegenden Herausforderungen des Lebens konfrontiert, die gemeistert werden müssen, um das eigene Lebensthema zu finden. Das sechste Chakra hilft dabei, falsche Wahrheiten, Ängste, Glaubenssysteme und vergangene Erfahrungsmuster, die die Wahrnehmung verfälschen, zu erkennen. Ein offener und klarer Geist, der nicht durch Emotionen und Ängste beeinflußt ist, erlaubt es, psychische Konditionierungen, Denkstrukturen und Überzeugungen zu hinterfragen, die das innere Wissen beeinflussen. Wer die Bewußtheit entwickelt, zwischen Illusion und Wahrheit zu unterscheiden, kann sich aus karmischen Verstrickungen lösen und das Tor zum siebten Chakra öffnen.

Funktion: Geist und Vorstellungskraft

Intuitives Denken gehört in den Bereich der rechten Gehirnhälfte, die die emotionale und kreative Intelligenz reguliert. Bildhaftigkeit und Räumlichkeit sind die Grundlage für eine konkrete und umfassende Wahrnehmung der Wirklichkeit. Die Beziehung der Dinge untereinander und zu sich selbst wird in ihrer Gleichzeitigkeit erfaßt und zu einem Gesamtbild zusammengesetzt. Die linke Gehirnhälfte steht für rationalen Verstand und analytische und logische Fähigkeiten, denkt konzeptionell und erfaßt die Strukturen der Wirklichkeit. Sie nimmt Details wahr, zergliedert sie in Teilaspekte und erkennt Schemata und lineare Beziehungen. Dieses sukzessive Denken ermöglicht es, die Dinge in all ihren Aspekten zu begreifen und sprachlich auszudrücken. Während sich neurologische Störungen in der rechten Gehirnhälfte direkt auf das Identitätsempfinden, die Persönlichkeit und die Selbstwahrnehmung auswirken, verändern sie in der linken Gehirnhälfte das abstrakte Vermögen, die Welt rational zu strukturieren.

In der westlichen Welt dominieren intentionales Denken, lineares, logisches Vorgehen und wissenschaftlich-technische Konzepte – vertreten durch die linke Gehirnhälfte. Demgegenüber wird der Erfahrungsraum der rechten Gehirnhälfte, die konkrete Wahrnehmung der Wirklichkeit und des Selbst, häufig ignoriert. Oft wird übersehen, daß sich der rationale Geist vorwiegend in bekannten Bahnen bewegt und dabei nicht selten von den eigenen Emotionen und Denkgewohnheiten beeinflußt wird. Intuition und Verstand stehen jedoch nicht in Konkurrenz zueinander, sondern sie ergänzen sich. Nur gemeinsam ermöglichen sie die ganzheitliche Erfassung der Wirklichkeit. Im sechsten Chakra wird diese Überwindung der Polarität zwischen rechter und linker Gehirnhälfte, zwischen Intuition und Rationalität, möglich. Energetisch zeigt sich das in der Vereinigung von Ida und Pingala, dem Sonnen- und dem Mondenergiekanal auf der Höhe des Stirnchakras.

Das sechste Chakra steht für die Verfeinerung des Sehens jenseits der materiellen Oberfläche. Die Gedanken bekommen Flügel und überwinden die Grenzen von Raum und Zeit. Das Stirnchakra hat großen Einfluß auf das Vermögen, zukünftige Entwicklungen vorwegzunehmen und Visionen zu entwickeln, ebensogut kann es Vergangenes erinnern. Das dritte Auge ermöglicht geistig tiefe Wahrnehmung, vom «Hellsehen» in Form von Ahnungen, wie sich die Dinge entwickeln, bis zur subtilen Kommunikationsfähigkeit der Telepathie. Der Geist ist das innere Auge, das über die Gegenwart hinaussehen kann.

Die eigene Vorstellungskraft ist schöpferisch und inspirierend, sie produziert scheinbar aus dem Nichts heraus Eingebungen, Ideen und Assoziationen. In der Fähigkeit, Bilder auf die geistige Leinwand zu projizieren, kann man über die realen Möglichkeiten hinauswachsen und in der Phantasie eine Traumwelt jenseits der Wirklichkeit erschaffen. Auf der Basis von Gedanken und Vorstellungen wird die eigene

Welt gestaltet, die Bilder, Ideale und Visionen, die im Kopf entstehen, orientieren das Handeln. In Gedanken können Projekte und Ziele formuliert, die Schritte ihrer Verwirklichung geplant und umgesetzt werden. Das Bewußtsein beeinflußt das Sein aber auch subtiler: es erzeugt Schwingungen, die in der Außenwelt Resonanz erfahren. Wer Ängste und Sorgen nach außen projiziert, erschafft immer wieder neu, wovor er sich am meisten fürchtet; wer ständig über seine Probleme nachdenkt, reproduziert gewohnte Denkstrukturen.

Der menschliche Geist hält einen neutralen Zustand schwer aus, wird schnell orientierungslos und ist immer auf der Suche nach bekannten Strukturen und Inhalten. Die Beruhigung des Geistes im Yoga und in der Meditation fördert die klare Bewußtheit seiner selbst und der Umwelt und läßt Verfälschungen durch Phantasien, Bedürfnisse oder Vorstellungen erkennen. Gedanken werden nicht durch immer neue Gedanken ergänzt oder bekämpft, sondern kanalisiert und gereinigt. Yoga hilft dem Geist, ein klares Gefühl der eigenen Identität zu entwickeln, das im Körper verankert ist. Der Körper ist endliche, materielle Identität, der Geist die Brücke zwischen der Seele und der unendlichen Identität, der kosmischen Seele.

Energetische Situation: Ruhe und Klarheit

Ist die Energie im Stirnchakra unausgeglichen, dann fällt es schwer, die Gedanken zu zügeln und zu steuern – sie verselbständigen sich, man neigt zu unfruchtbaren Grübeleien und Skepsis, stellt alles in Frage und macht den Geist zum Instrument mentaler Rechtfertigungen. Das innere Gedankenkarussell, Meinungen und Vorurteile blockieren die Bindung zum tiefen inneren Wissen. Fortwährende innere Monologe, mangelnde Konzentrationsfähigkeit, Lernschwierigkeiten, geistige Erschöpfung oder Übererregtheit, gesteigerte Impulsivität und Tagträumerei können die Folge sein. Sehstörungen, Verwirrung, Schwindelgefühle und Alpträume weisen auf eine Funktionsstörung im Bereich des Stirnchakras hin. Eine Überreizung des Geistes kann Migräne und Kopfschmerzen auslösen. Meditation ist das zentrale Instrument, um den Geist zu beruhigen und die Gedanken zu kanalisieren. Man erkennt, was man wirklich braucht, wohin der eigene Weg führt und welche Schritte notwendig sind, um im Einklang mit sich selbst zu leben. Meditation steigert die Sensibilität und verfeinert die Wahrnehmung, mangelnde Übereinstimmung zwischen dem eigenen Lebens-Modell und den tiefen Impulsen und Bedürfnissen können erkannt und korrigiert werden.

Auf der körperlichen Ebene reguliert das sechste Chakra die chemischen Abläufe im Gehirn. Es steht in enger Verbindung zur Hypophyse, der Hirnanhangsdrüse, die mit elektrischen Impulsen und Botenhormonen das Drüsensystem beeinflußt, das wiederum großen Einfluß auf seelisches Wohlbefinden und die Stimmung hat. In enger Verbindung mit dem Sehzentrum im Gehirn und mit dem dritten Chakra, das den Sehsinn reguliert, wirkt das Stirnchakra auf die visuellen Wahrnehmungen; damit hängt psychisch die Fähigkeit zusammen, die Wirklichkeit wahrzunehmen und zu erfassen, wie sie ist. Über die Verbindung mit dem dritten Chakra können Verdauungsschwierigkeiten ebenfalls mit dem Stirnchakra zusammenhängen. Zentral für die Kontrolle der Gedanken und damit über das eigene Leben ist die Kontrolle der Atmung.

Aktivierung und Harmonisierung des Stirnchakra

- Die Farbe Indigo oder helles Lila;
- Stein: Amethyst;
- Eine freie Stirn (das Bedecken des «dritten Auges» mit den Haaren schränkt seine Funktion ein);
- Vertrauen auf die eigene Intuition;
- Gyan Mudra (als Verbindung mit dem inneren Wissen), Meditationen, vor allem auf das dritte Auge, Atemübungen;
- Yoga: Babyposition, der Kopf verneigt sich vor dem Herzen (siehe S. 103).

Übungsreihe für Intuition und einen klaren Geist

Diese Übungsreihe gleicht die Energie im Gehirn aus, sie stärkt den Geist, den Intellekt und die Konzentrationsfähigkeit. Sie verbessert den Energiefluß zum Kopf und wirkt damit positiv auf das Gedächtnis, die Sehfähigkeit und die Energieversorgung im Gesicht und im Kieferbereich. Alle Übungen werden im Stehen ausgeführt.

Wichtiger Hinweis zum Üben!

- Wenn Sie Probleme mit der Halswirbelsäule haben oder an einer Funktionsstörung der Schilddrüse leiden, legen Sie bei keiner der Übungen den Kopf in den Nacken, sondern halten Sie ihn in Verlängerung der Wirbelsäule.

1. Sie stehen, die Füße befinden sich etwa schulterbreit auseinander. Neigen Sie den Kopf ein wenig zurück, die Augen sind geöffnet. Atmen Sie leicht.
2 bis 3 Minuten.

Diese Übung baut Schleim ab, sie energetisiert den Rachen und eignet sich besonders für Sänger und Menschen, die viel sprechen müssen. Die Übungen 1 bis 5 lösen mentale und nervliche Anspannung und verbessern die Energiezufuhr zum Gehirn, zu den Geweben und zu den Drüsen.

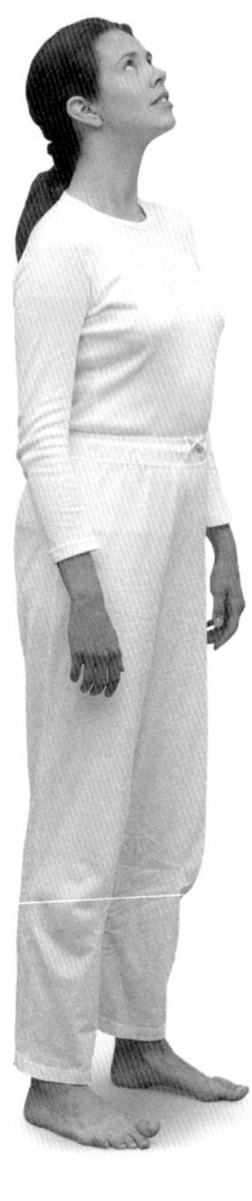

2. Sie bleiben stehen. Halten Sie den Kopf nun gerade in Verlängerung der Wirbelsäule. Legen Sie die Hände vor der Brust zusammen, die Daumen berühren das Brustbein, die Handflächen liegen aneinander, die Arme sind parallel zum Boden. Atmen Sie bei geschlossenen Augen lang und tief.
2 bis 3 Minuten.

Diese Übung reguliert die sexuelle Energie und unterstützt das Konzentrationsvermögen.

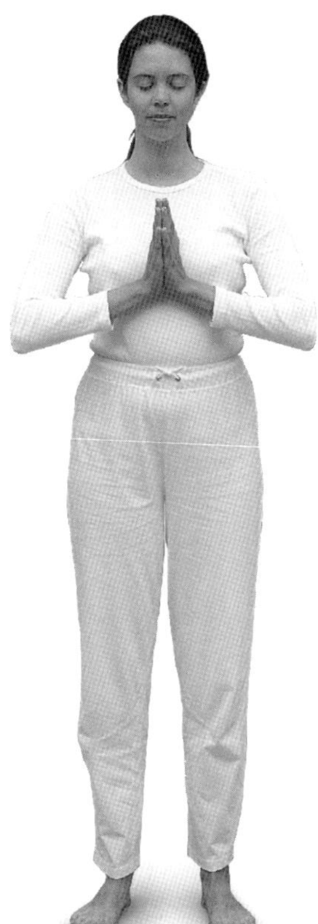

3. Sie bringen die Füße zusammen. Legen Sie vorsichtig den Kopf in den Nacken, die Augen sind geöffnet und fixieren einen Punkt an der Decke. Machen Sie Feueratmung.
2 bis 3 Minuten.

Diese Übung fördert einen klaren Geist und Willenskraft.

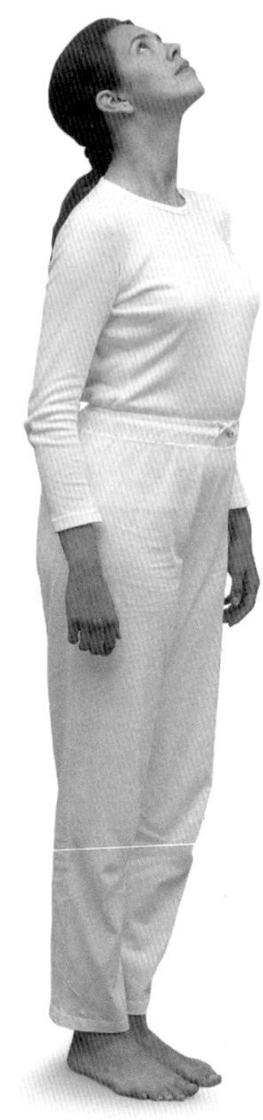

4. Sie behalten die Füße zusammen. Fixieren Sie nun einen Punkt auf dem Boden, etwa 1 ½ Meter vor Ihren Zehen. Machen Sie Feueratmung.
2 bis 3 Minuten.

Die Übung fördert das Gedächtnis und beugt mentaler Erschöpfung vor.

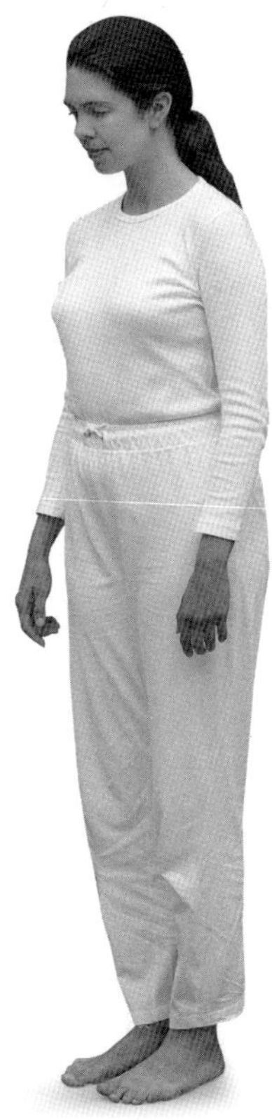

5. Sie behalten die Füße zusammen. Bringen Sie das Kinn in die Schlüsselbeingrube und machen Sie Feueratmung. Die Augen sind geschlossen.
2 bis 3 Minuten.

Diese Übung stärkt die Lebenskraft, bringt die Kundalini-Energie zum Fließen und unterstützt die intellektuellen Fähigkeiten.

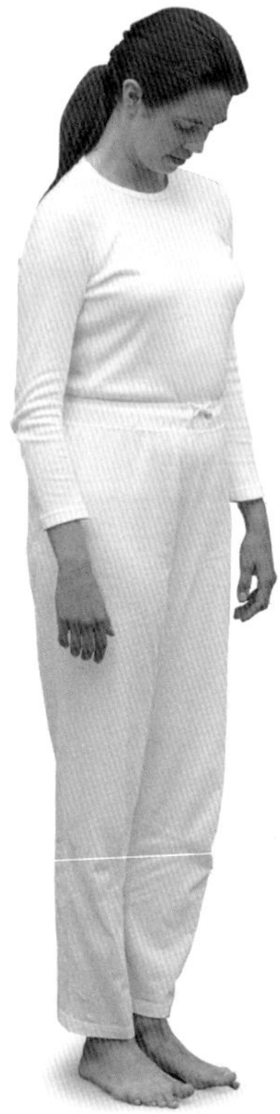

6. Sie behalten die Füße zusammen. Legen Sie den Kopf in den Nacken und konzentrieren Sie sich bei geschlossenen Augen mit aller Kraft auf Ihr drittes Auge.
2 bis 11 Minuten.

Die Übung stimuliert die Kreuzung der Nerven zwischen Augen und Ohren und unterstützt das Sehvermögen, indem sie die Muskeln, die den Augapfel und die Iris bewegen, stärkt und ihre Koordination verbessert.

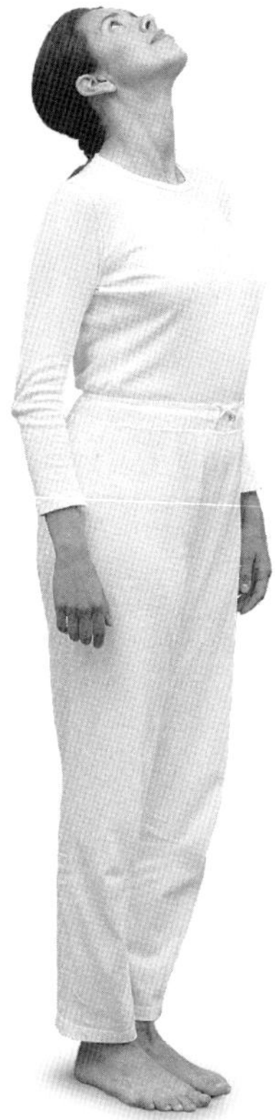

7. Sie stehen aufrecht, Ihr Kopf befindet sich in Verlängerung der Wirbelsäule. Bringen Sie nur die Fingerspitzen zusammen, die Finger selbst berühren einander nicht. Schließen Sie mit den Daumen Ihre Nasenlöcher und atmen Sie bei geöffneten Augen durch einen «Kußmund», gespitzte runde Lippen, ein. Halten Sie den Atem, schließen Sie die Augen, bringen Sie das Kinn in die Schlüsselbeingrube und blasen Sie die Backen auf. Halten Sie den Atem so lange, wie Sie können. Bringen Sie den Kopf dann wieder in die aufrechte Haltung, öffnen Sie die Augen, lösen Sie den Druck der Daumen und atmen Sie langsam durch die Nase aus.
Wiederholen Sie diese Folge einige Male.

Die Übung trainiert die Gesichtsmuskeln, energetisiert und lüftet die Mundhöhle und wirkt positiv auf den Zustand der Zähne. Sie soll Alterserscheinungen vorbeugen und die Lebenserwartung verbessern.

8. Entspannen Sie 10 bis 15 Minuten auf dem Rücken.

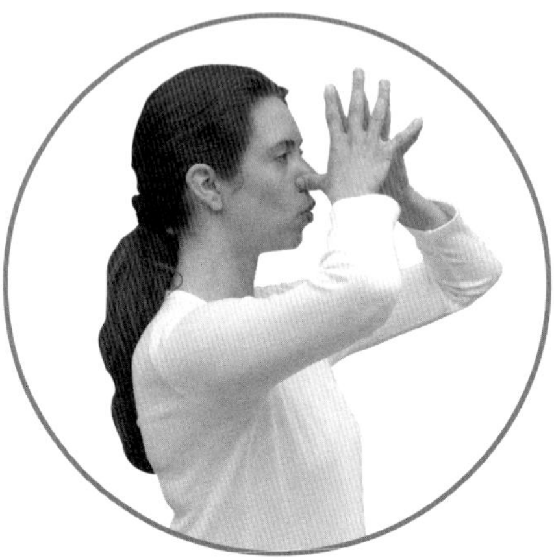

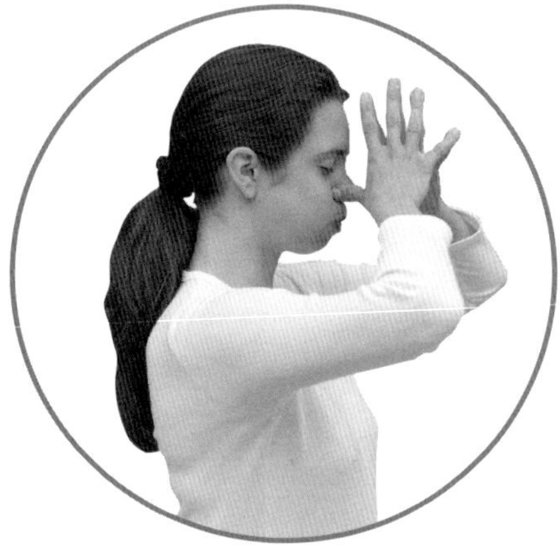

Meditation für die Beruhigung der Gedanken

Diese Meditation beruhigt den Gedankenfluß in drei Minuten. Die Handhaltung heißt «Mudra, das dem Geist gefällt» und soll von Buddha stammen, der sie seinen Schülern zur Kontrolle der Gedanken gab.

Sie sitzen mit gerader Wirbelsäule im Schneidersitz. Beugen Sie die Ellenbogen und heben Sie die Unterarme, so daß die Hände vor dem Körper etwa auf der Höhe des Herzens sind. Die Ellenbogen sind fast auf der Höhe der Hände. Biegen Sie die Zeigefinger nach innen und drücken Sie sie zusammen, so daß sie sich am zweiten Glied berühren. Strecken Sie die Mittelfinger aus und legen Sie die Spitzen aneinander. Die Ringfinger und die kleinen Finger werden nach innen zur Handfläche gerollt. Die Daumen berühren sich an den Spitzen und zeigen zum Körper, sie sind auf derselben Höhe wie die Zeigefinger. Halten Sie die Hände ungefähr 10 cm vom Körper entfernt, die Zeigefinger zeigen vom Körper weg.
Konzentrieren Sie sich auf Ihre Nasenspitze.
Atmen Sie tief ein und halten Sie den Atem. Wiederholen Sie 11mal in Gedanken das Mantra SAT NAM oder ein anderes Mantra, das Ihnen gefällt. Atmen Sie aus, halten Sie den Atem an und wiederholen Sie das Mantra wieder 11mal (Sie können die Wiederholung des Mantras auf 21mal steigern).
Mindestens 3 Minuten.

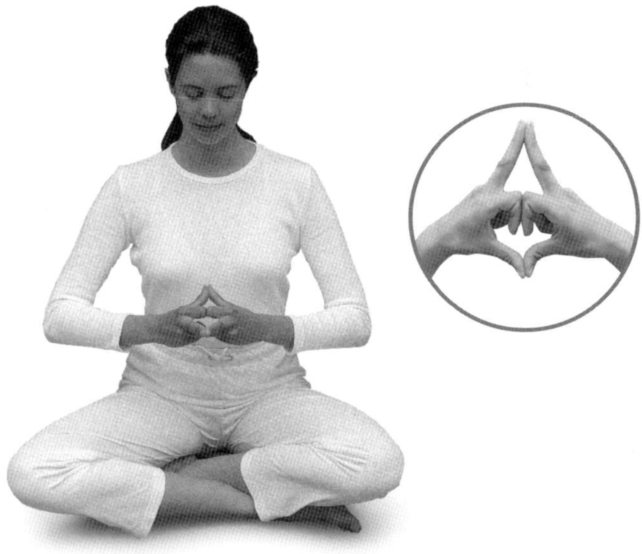

Das siebte Chakra: Licht und Leichtigkeit

Ich bin das Kronenchakra.
Ich wandere auf dem Regenbogen
dem strahlenden Sonnenlicht entgegen.
Meine Aufgabe ist es, eins zu sein mit mir,
der Welt und dem Universum.

Das siebte Chakra, das Kronenchakra, ist helles Licht, in ihm sind die sieben Farben des Regenbogens im Weiß vereint. Das Kronenchakra liegt am Scheitelpunkt, dem höchsten Punkt des Kopfes. Nach dem Verständnis des Yoga ist es der Sitz der Seele, wo sich die Verbindung zwischen individuellem und kosmischem Bewußtsein vollzieht. Der Mikrokosmos der persönlichen Existenz und der Makrokosmos synchronisieren ihre Schwingungen. In der Verschmelzung des individuellen Energiefeldes mit der schöpferischen Kraft des Universums lösen sich die Begrenzungen des Ich auf, Weite und Unbegrenztheit werden erfahrbar, die Person ist in der «großen Seele» aufgehoben.

Im Kronenchakra findet die Begegnung mit der Unendlichkeit und die unmittelbare Erfahrung der Transzendenz statt. Das «Tor zum Himmel» öffnet sich, und die menschliche Seele kehrt zurück in das verlorene Paradies, in ihre Heimat aus Licht. Höhere Bewußtheit entfaltet sich als reines Sein und vollständige Wachheit. Dieser Zustand wird mit dem Begriff «Erleuchtung» beschrieben.

Thema: Weisheit und Harmonie

Das Thema des Kronenchakra ist das Vertrauen in den eigenen spirituellen Weg und das Eingebundensein in ein größeres Ganzes. Es steht für das Prinzip der Weisheit jenseits des Wissens. Bleibt die Energie in den unteren Chakras blockiert, neigt man zu übertriebenem Materialismus, negiert die transzendentalen Kräfte und begrenzt die Erfahrung der Welt auf die direkten Sinneswahrnehmungen. Man trennt sich von der Seele ab, lebt in der Angst vor innerer Leere und öffnet sich nicht für die tiefe innere Weisheit, für die Erfahrung von Einheit und Ganzheit. Im Kronenchakra wird die Trennung zwischen Beobachter und Objekt der Erkenntnis in der direkten Verbindung mit der universellen Wahrheit innerhalb und außerhalb des individuellen Selbst aufgehoben. Mit ausgeglichener Energie im Kronenchakra fühlt man sich heil, ganz und eins mit der eigenen Seele.

Die Erfahrung absoluter innerer Einheit ist die Erfahrung von tiefem Glück und Geborgenheit an einem Ort, an dem man wirklich zu Hause ist. Er vermittelt die Ahnung von Unendlichkeit, von einer Dimension jenseits von Zeit und Raum, in der die Begrenzungen der physischen Welt überwunden sind und Freude, Klarheit und Harmonie herrschen. Die Innen- und die Außenwelt sind in Einklang, die Trennung zwischen Ich, Welt und Universum ist überwunden. Ein ausgeglichenes siebtes Chakra bedeutet tiefes Vertrauen in das Unbekannte. Jede Mühe und jeder Kampf wird überflüssig.

Das Kronenchakra kann sich nur öffnen, wenn im eigenen Selbst und in der Beziehung zur Umwelt Harmonie herrscht. Die unteren sechs Chakras müssen geöffnet und in Einklang sein, damit die Energie ungehindert zum siebten Chakra fließen kann. Die gegenseitige Durchdringung aller Chakras ermöglicht, die Dinge von einer höheren Warte zu betrachten und ihr Wesen und ihren tieferen Sinn zu erfassen. Das Wissen, daß alles mit allem zusammenhängt, ist bereits vorhanden – das Kronenchakra öffnet den Zugang dazu. Für das Bewußtsein der Ganzheit muß man sich nur noch öffnen, es kommt zu einem wie ein Geschenk. Das Sein muß nicht mehr erklärt werden, es wird direkt erfahren. Yoga und Meditation erleichtern den Zugang zu dieser Erfahrung.

Die Öffnung des siebten Chakras setzt jedoch eine gute Erdung voraus. Wird das Kronenchakra zu schnell geöffnet, verliert man den Boden unter den Füßen und kann nicht mehr zwischen Illusion und Wirklichkeit unterscheiden. Die Techniken des Kundalini-Yoga erlauben eine graduelle und kontrollierte Öffnung der Chakras auf der Basis einer sicheren Erdung und Verankerung im eigenen Körper.

Funktion: Bewußtheit und Transzendenz

Im ersten Chakra gründet das Grundvertrauen in der Verbindung zum eigenen Körper und zu der materiellen Welt, das siebte Chakra bedeutet die Überwindung physischer Bedürfnisse im Vertrauen in die Bestimmung der eigenen Seele. Das erste Chakra, die Wurzel der individuellen Existenz, verbindet sich mit der Essenz des Seins – *Shakti* und *Shiva*, Anfang und Ende vereinen sich. Die Seele wird im Körper verankert, sie kann auf die Reise durch die menschliche Existenz gehen und sich selbst erfahren. Die geistige Erkenntnis und Intuition, die das sechste Chakra ermöglicht, wird im siebten Chakra zum reinen Bewußtsein, zur Erfahrung von Sinn und Bedeutung jenseits aller Interpretation, zu tiefer Einsicht jenseits intentionalen Denkens. Die Aktivitäten des Geistes, Gefühle, Wünsche und Emotionen lösen sich auf. Aus der Verbindung mit der kosmischen Energie entsteht eine erweiterte, alles durchdringende Bewußtheit.

Das Kronenchakra konfrontiert mit der Transzendenz und den übergeordneten Sinnzusammenhängen, mit der Frage nach dem Sinn des Lebens und der Angst vor dem Tod. Aus der Sicht des Yoga kommt die Seele auf die Erde, um zu sich selbst zurückzufinden. Sie materialisiert sich im menschlichen Dasein und vergißt dabei ihr spirituelles Wesen und die Tatsache, daß sie auf der Welt ist, um Erfahrungen zu machen und daraus zu lernen. Der Mensch wird im Leben immer wieder mit Problemen konfrontiert, damit er die ihm zugedachten individuellen Lektionen lernen kann. Verweigert er sich diesem Lernprozeß, so wird seine Seele immer wieder zurückkehren, um ihren Daseinszweck zu erfüllen. Sterben bedeutet aus dieser Sicht die Heimkehr der Seele in ihre Heimat und das Ende ihrer Verlorenheit in der menschlichen Existenz. Der Tod gibt ihr Gelegenheit, die Erfahrungen des menschlichen Lebens auszuwerten und die nächsten Lernschritte festzulegen, er ist nur ein Moment im ewigen Kreislauf von Werden und Vergehen und bedeutet damit gleichzeitig Unsterblichkeit. So gesehen bringt das siebte Chakra die Konfrontation mit der Notwendigkeit, unerledigte Angelegenheiten zu vollenden und die Spannungen und Konflikte des menschlichen Seins loszulassen.

Energetische Situation: Einheit und Licht

Im siebten Chakra fühlt man sich eins mit sich und der Welt. In der vollständigen Entfaltung und Harmonie aller Aspekte des Seins erschließt sich die wahre Identität. Die Einheit des Bewußtseins im Kronenchakra gleicht Konflikte und Spannungen aus, überwindet Zerrissenheit und integriert die Fragmente der Persönlichkeit zu einem sinnvollen Ganzen.

Dem Kronenchakra ist auf der körperlichen Ebene die Epiphyse, die Zirbeldrüse im Gehirn, zugeordnet. Sie beeinflußt die Lichtaufnahme und den Schlaf-Wach-Rhythmus. Aus einem unausgeglichenen siebten Chakra können Schlafstörungen resultieren, aber auch Depressionen, insbesondere bei unzureichender Lichtzufuhr in der dunklen Jahreszeit, Entfremdungsgefühle, Melancholie oder Verwirrung bis zu Zuständen mentaler Konfusion, Psychosen, Schizophrenie oder Persönlichkeitsspaltungen. Auch Gefühle von Isolation, tiefe existentielle Sinnkrisen und mangelndes Urvertrauen können mit dem siebten Chakra zusammenhängen.

Aktivierung und Harmonisierung des Kronenchakra

- Die Farben Weiß, Gold, Violett;
- Stein: Bergkristall;
- Lesen in heiligen Texten;
- Konzentration auf die Nasenspitze, Visualisierungen;
- Meditation (sie hat für das Kronenchakra dieselbe Bedeutung wie Essen und Trinken für den Körper), Gongmeditationen.

Übungsreihe für das Kronenchakra

Diese Übungsreihe weitet das Bewußtsein und stärkt das Urvertrauen, sie entwickelt Glauben und Vertrauen in die innere Führung. Sie verbessert die Fähigkeit, die Dinge in ihrem größeren Zusammenhang wahrzunehmen, und ermöglicht so, die Herausforderungen des Lebens zu meistern. Sie stärkt das elektromagnetische Schutzfeld über dem Kopf und gibt dem siebten Chakra den Impuls, seine «Tausendblättrige Lotusblüte» zu entfalten.

Wichtiger Hinweis zum Üben!

- Die Arbeit am siebten Chakra setzt eine sehr gute Erdung voraus. Der Energiefluß durch die unteren sechs Chakras muß aktiviert sein. Bereiten Sie sich unbedingt auf die Übungsreihe für das Kronenchakra vor, indem Sie mindestens 15 Minuten lang die «Aufwärmübungen für die Wirbelsäule» (siehe S. 43 ff.) durchführen und danach 3 Minuten auf der Stelle laufen.

1. Sie sitzen in der einfachen Haltung, die Hände sind im Venusschloß ineinander verschränkt (bei Frauen ist der rechte kleine Finger der letzte, bei Männern der linke; siehe S. 31). Bringen Sie die Arme über den Kopf, die Handflächen befinden sich über dem Scheitelpunkt und zeigen nach unten. Halten Sie die Position bei langer, tiefer Atmung.
3 Minuten.
Entspannen Sie dann in der einfachen Haltung, die Hände im Gyan Mudra (siehe S. 30) auf den Knien, atmen Sie lang und tief.
1 Minute.

Alle Übungen dieser Übungsreihe öffnen den Energiefluß in der Wirbelsäule und wirken direkt auf das siebte Chakra.

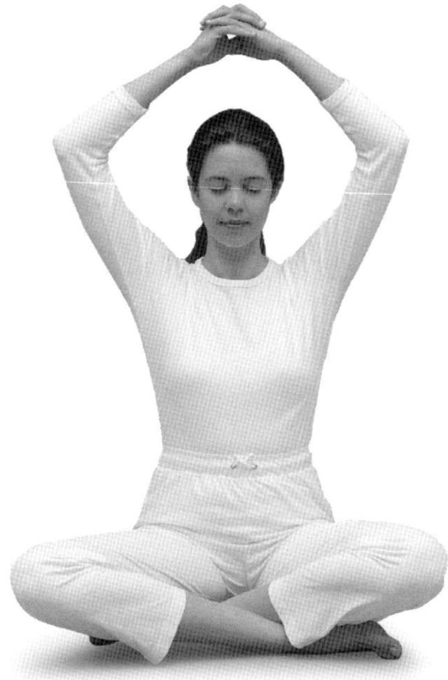

2. Sie bleiben in der einfachen Haltung und bringen die Hände wieder im Venusschloß über den Kopf. Strecken Sie nun die Daumen von der Faust weg nach hinten. Atmen Sie lang und tief.
3 Minuten.
Entspannen Sie dann in der einfachen Haltung, die Hände im Gyan Mudra, mit langer, tiefer Atmung.
1 Minute.

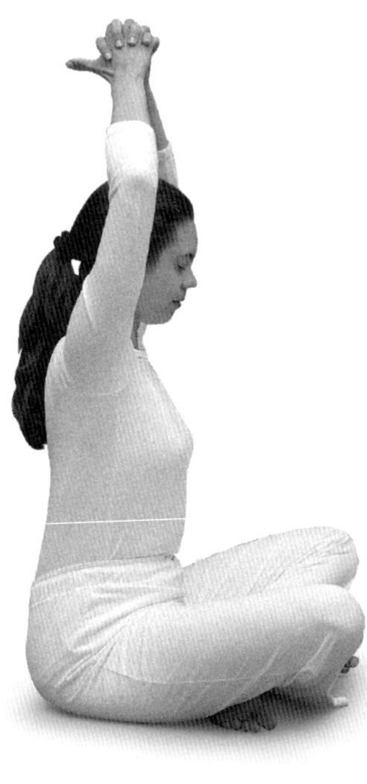

3. Sie bleiben in der einfachen Haltung und bringen die Hände wieder im Venusschloß über den Kopf. Strecken Sie diesmal die Zeigefinger nach oben, die Daumen berühren die Fäuste. Halten Sie die Hände in festem Griff und atmen Sie lang und tief.

3 Minuten.

Entspannen Sie dann in der einfachen Haltung, die Hände im Gyan Mudra, mit langer, tiefer Atmung.

1 Minute.

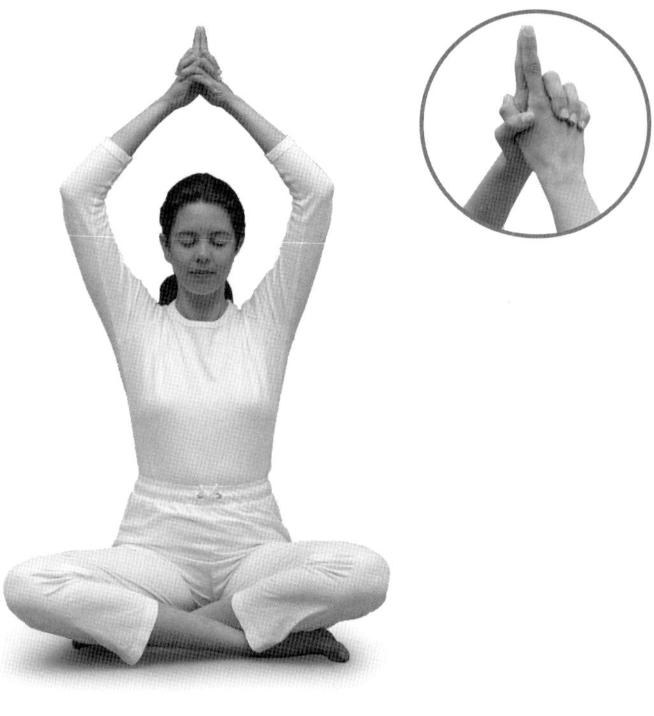

4. Bleiben Sie in der einfachen Haltung. Strecken Sie die Arme mit geraden Ellenbogen etwa 60 Grad über den Kopf. Strecken Sie die Finger und spreizen Sie sie weit auseinander. Visualisieren Sie einen Lichtstrahl, der aus dem Universum zum höchsten Punkt Ihres Kopfes, Ihrem Kronenchakra, führt. Halten Sie die Position und machen Sie Feueratmung.
5 Minuten.
Entspannen Sie dann in der einfachen Haltung, die Hände im Gyan Mudra, atmen Sie lang und tief.
1 Minute.
Visualisieren Sie nun die Energie, die Ihr Kronenchakra mit dem Universum verbindet. Meditieren Sie für einige Minuten.

5. Entspannen Sie 10 bis 15 Minuten auf dem Rücken.

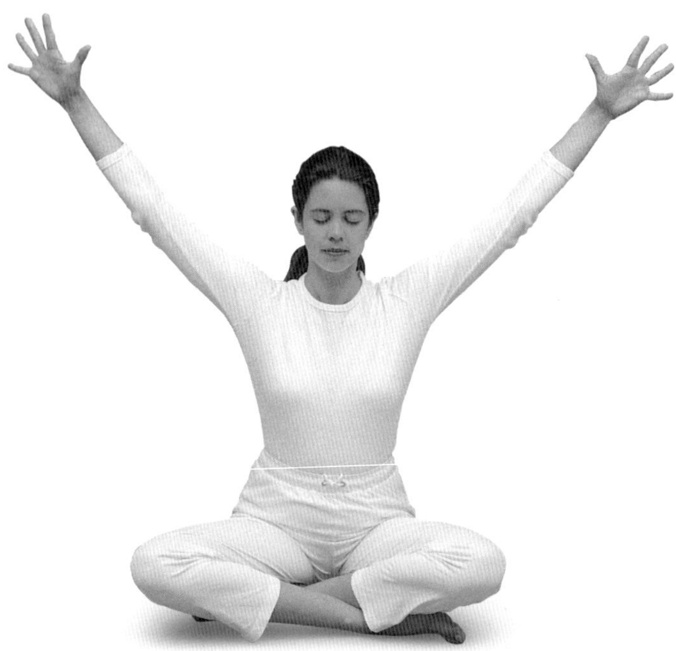

Meditation für ein hohes und klares Bewußtsein

Diese Meditation klärt den Geist, gleicht die Energie im Gehirn aus und erhöht das Bewußtsein. Sie gibt kraftvolle, klare Energie für den Tag oder hilft abends, die Gedanken des Tages loszulassen. Bereits fünf Wiederholungen des Mantras bewirken eine Klärung des Bewußtseins und heben die Stimmung. Machen Sie diese Meditation nur, wenn Sie danach Zeit haben, um sich zu entspannen.

Sitzen Sie mit gerader Wirbelsäule. Legen Sie die Ringfinger aneinander und verschränken Sie die übrigen Finger. Der rechte Daumen liegt über dem linken Daumen. Die Hände sind auf der Höhe des Zwerchfells, berühren den Körper aber nicht. Die Ringfinger zeigen in einem 60-Grad-Winkel vom Körper weg nach oben.
Schließen Sie die Augen. Atmen Sie tief und kraftvoll ein. Singen Sie mit der Ausatmung das Mantra.

OOOOOOONNNNNNNNNNNNNG

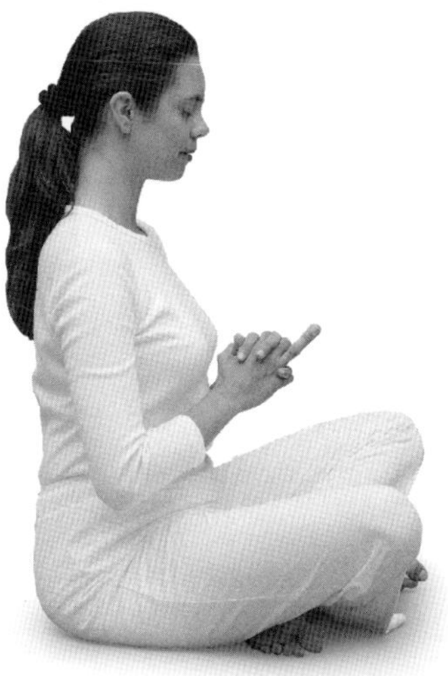

Der Mund ist beim Singen geöffnet, aber der Atem fließt nur durch die Nase. Der Laut entsteht ganz hinten im Mund, oben im weichen Gaumen.
Wiederholen Sie mindestens 5mal.

Das achte Chakra: Sicherheit und Schutz

**Ich bin das elektromagnetische Feld.
Ich umgebe den physischen Körper
wie eine goldene Wolke aus Licht.
Ich biete Schutz und bringe alle Schwingungen in Einklang.**

Das achte Chakra, der Aurakörper, ist der siebte der zehn feinstofflichen Körper. Er bildet das elektromagnetische Feld, das den physischen Körper umgibt. Für das menschliche Energiesystem ist er so relevant, daß *Yogi Bhajan* ihn als achtes Chakra bezeichnet. Das Magnetfeld ist das einzige Chakra, das sich außerhalb des Körpers befindet.

Thema: Schutz und Austausch

Das Thema des achten Chakra ist der Schutz des Selbst vor äußeren Einflüssen. Das elektromagnetische Feld wirkt wie ein Sieb, das erwünschte und unerwünschte Beeinflussungen unterscheiden kann – nicht als undurchdringlicher Panzer, sondern als Filtersystem. Es neutralisiert so den Einfluß anderer Magnetfelder und negativer Schwingungen von außen, die den Aurakörper durchdringen müssen, ehe sie auf das eigene Energiesystem einwirken können.

Das Magnetfeld befähigt zur Harmonisierung dissonanter Schwingungen nicht nur im Inneren, sondern auch in der Umwelt. Es reguliert den energetischen Austausch von und nach außen. Das achte Chakra ermöglicht, über die eigene Schwingung auf die äußere Realität einzuwirken und sie zu verändern. Wer sich selbst als Quelle aller Schwingungen akzeptiert, von denen er umgeben ist, kann damit beginnen, die Welt zu verändern, indem er sich selbst verändert. Die eigenen Wünsche und Absichten können nach außen projiziert werden, anstatt die Umgebung so verändern zu wollen, daß sie der eigenen Bedürfnisbefriedigung dient. Eine klare Projektion nach außen vermeidet deshalb häufig scheinbar unausweichliche Probleme und Konflikte.

Funktion: Harmonie und Unabhängigkeit

Ein ausgeglichenes elektromagnetisches Feld setzt das Gleichgewicht der sieben Chakras und der zehn feinstofflichen Körper und eine gute Energieversorgung voraus – Prana ist sozusagen der Treibstoff des Aurakörpers. Es steht in engem Zusammenhang mit dem Nervensystem. Ein starkes achtes Chakra stellt ein Verteidigungssystem dar, das die bewußte Entscheidung ermöglicht, ob äußere Einflüsse erwünscht oder feindselig sind, ob sie zugelassen oder zurückgewiesen werden, ob man sich öffnet und verbindet oder sich dem Einfluß entzieht. Es hilft, ungewollte äußere Konditionierungen und Verstrickungen zu vermeiden, reduziert den Einfluß automatischer Reaktions- und Aggressionsmuster und schafft Raum, um die tieferen Ursachen von Problemen und Konflikten zu erkunden – das Leben kann aus innerer Ruhe heraus gestaltet und unabhängige Entscheidungen getroffen werden. Wer selbst in Harmonie mit der Schwingung des Universums lebt, dem wird die Energie des Kosmos in allem Unterstützung leisten.

Energetische Situation: Sicherheit und Stärke

Ein ausgeglichenes achtes Chakra bildet ein natürliches Schutzschild, das vor äußerer Negativität, vor Krankheit und Verletzung bewahrt, indem es negative Schwingungen annulliert oder reflektiert. Symptomatisch für ein schwaches elektromagnetisches Feld ist, daß man sich «vom Pech verfolgt» fühlt, eine «dünne Haut» hat oder häufig mit Problemen oder Ärger konfrontiert wird. Man fühlt sich verletzlich, verwundbar und ohne «Puffer» nach außen.

Aktivierung und Harmonisierung des achten Chakra

- Die Farbe Weiß: weiße Kleidung aus natürlichen Materialien (sie vergrößern das elektromagnetische Feld auf den dreifachen Umfang);
- Visualisierung eines Schutzfeldes (z. B. einer goldenen Wolke, die einhüllt und beschützt);
- Meditation, lange, tiefe Atmung und Feueratmung;
- Yoga: alle Armübungen.

Übungsreihe zur Stärkung des elektromagnetischen Feldes

Die Übungsreihe stärkt das elektromagnetische Schutzfeld und damit die Widerstandskraft gegenüber Krankheiten und äußerer Negativität. Sie steigert die Abwehrkräfte, wirkt positiv auf die Verdauung, kräftigt die Armmuskulatur und befähigt dazu, die eigene Persönlichkeit nach außen zu projizieren.

1. Sie stehen aufrecht. Neigen Sie sich nun nach vorn, bis die Handflächen am Boden liegen und der Körper ein Dreieck bildet. Heben Sie aus dieser Position das rechte Bein mit durchgestrecktem Knie nach oben. Atmen Sie dabei ein. Mit der Ausatmung beugen Sie die Arme und bringen den Kopf bis dicht zum Boden. Atmen Sie wieder ein, strecken Sie die Arme wieder und bringen Sie den Körper zurück in die ursprüngliche Dreiecksposition. Das Bein bleibt während der Übung gestreckt.

1½ Minuten.
Wechseln Sie dann das Bein und wiederholen Sie die Übung.
1½ Minuten.

Alle Übungen dieser Übungsreihe bauen das Magnetfeld auf.

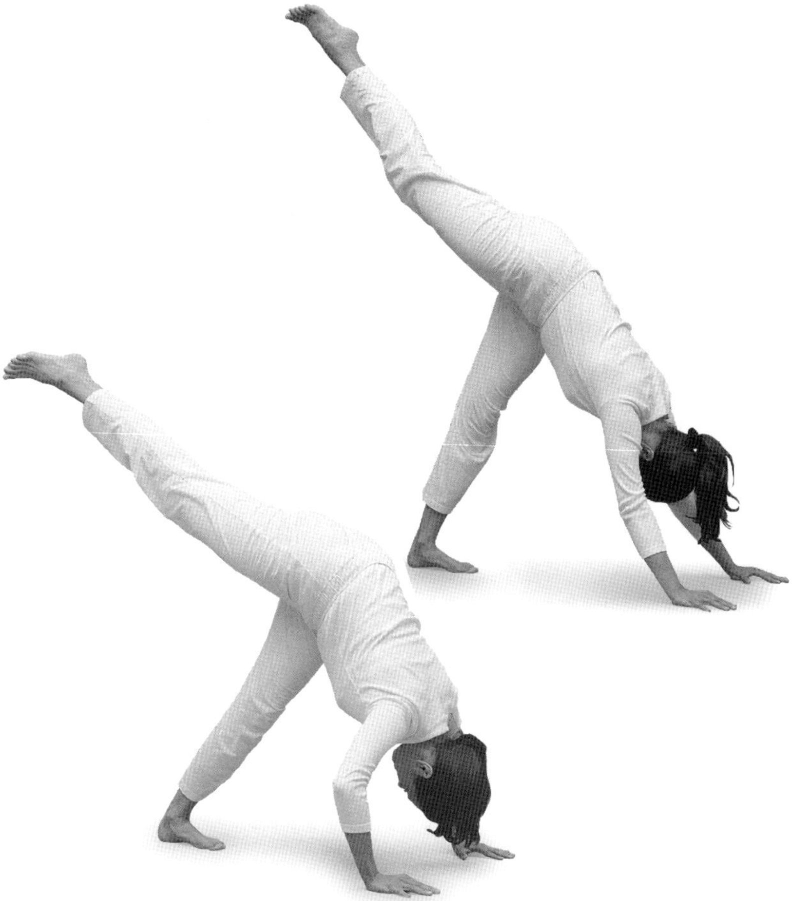

2. Sie sitzen im Schneidersitz. Strecken Sie den linken Arm nach vorn, die Handfläche weist nach rechts. Bringen Sie die rechte Hand kreuzweise unter das linke Handgelenk. Heben Sie nun die rechte Hand hinter den Rücken der linken Hand, so daß beide Handflächen nach rechts zeigen. Verschränken Sie die Finger ineinander wie zu einer Faust. Atmen Sie ein und heben Sie die gestreckten Arme um 60 Grad nach oben. Atmen Sie aus und lassen Sie die Arme wieder sinken. Die Ellenbogen bleiben durchgedrückt. Atmen Sie tief und kraftvoll.
2 bis 3 Minuten.
Zum Schluß atmen Sie ein, strecken die Arme über den Kopf, atmen aus und entspannen.

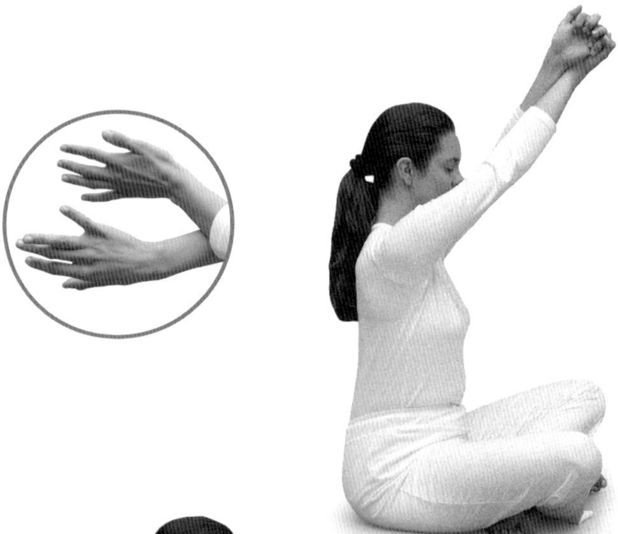

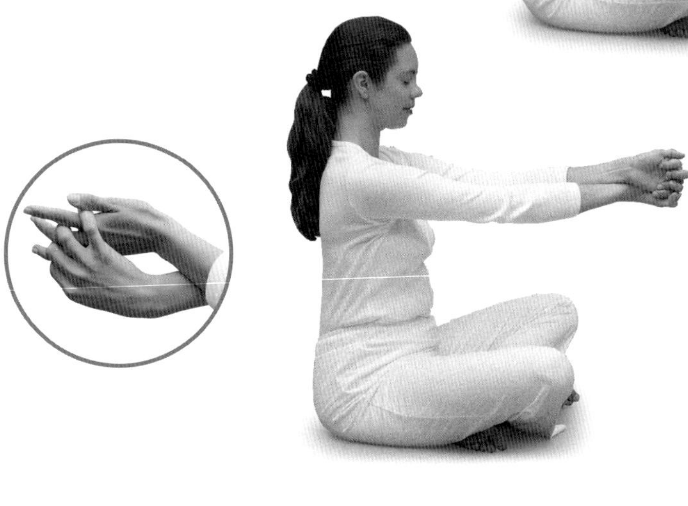

3. Sie strecken beide Arme nach vorn, parallel zum Boden, die Handflächen zeigen nach innen und sind etwa 15 cm voneinander entfernt. Bewegen Sie mit der Einatmung die Arme nach hinten und strecken Sie sie einander hinter dem Rücken entgegen. Atmen Sie aus und bringen Sie die Arme wieder in die Ausgangsposition nach vorne. Die Atmung verläuft tief und rhythmisch.
3 Minuten.

4. Entspannen Sie 10 bis 15 Minuten auf dem Rücken.

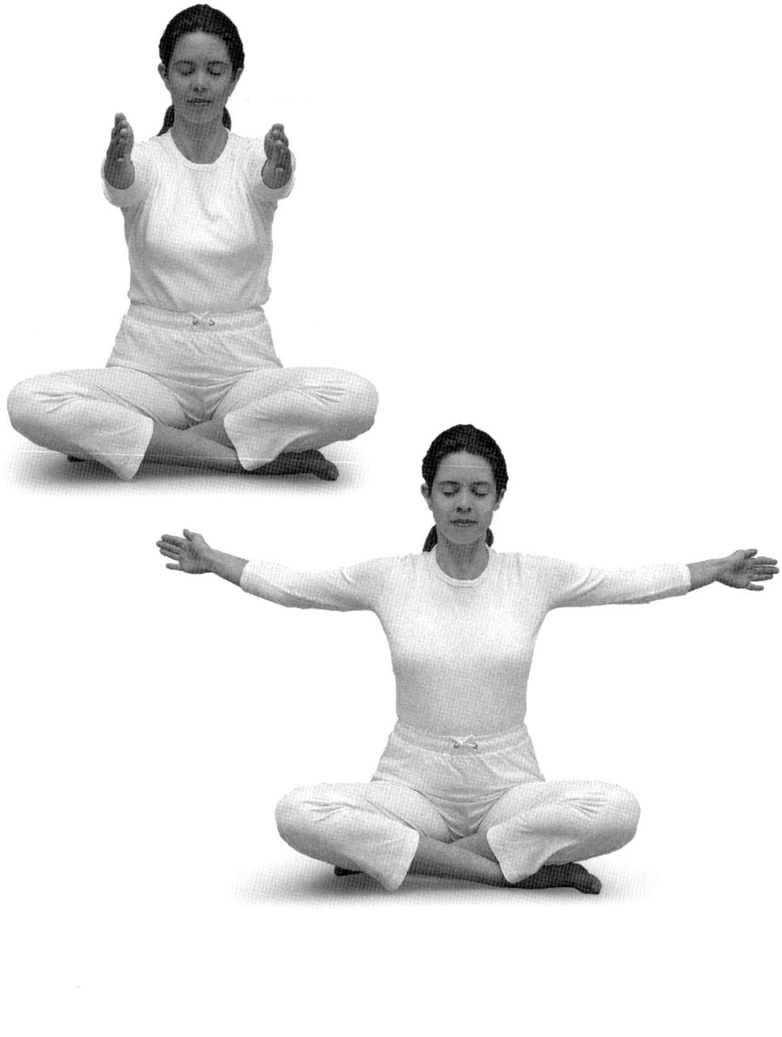

Meditation für ein starkes Schutzfeld

Diese Meditation baut ein starkes elekromagnetisches Feld auf – mit der richtigen Handhaltung werden Sie die Schwingung auf der Haut spüren. Sie sollten die Meditation am besten morgens oder abends machen.

Sie sitzen mit gerader Wirbelsäule in der einfachen Haltung. Bringen Sie die rechte Hand über die linke Hand, die Handflächen zeigen nach unten, der rechte Daumen liegt über dem linken Daumen. Bringen Sie die Hände vor die Brust, knapp über dem Herzzentrum. Die Arme berühren den Körper nicht. Die Ellenbogen zeigen nach außen. Die Augen sind ganz leicht geöffnet. Singen Sie das folgende Mantra mit monotoner Stimme und ohne Unterbrechung.

HARI HARI HARI HAR

Ziehen Sie den Nabelpunkt bei jedem Teil des Mantras kraftvoll gegen die Wirbelsäule. Die Atmung reguliert sich von selbst.
Singen Sie das ganze Mantra, sprechen Sie die einzelnen Silben klar und vollständig aus und bewegen Sie dabei die Muskeln im Mund. Konzentrieren Sie sich auf den Klang.
11 Minuten.
Nach 90 Tagen können Sie die Länge der Meditation auf 22 Minuten und später auf bis zu 33 Minuten verlängern.

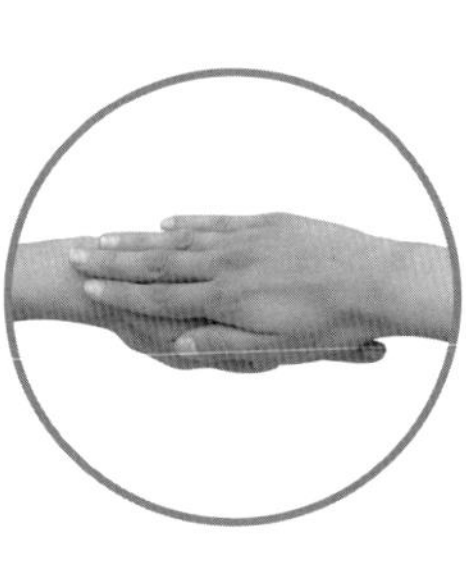

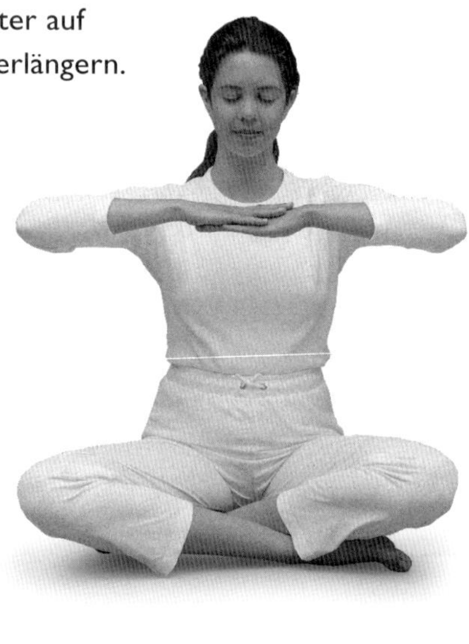

Glücklich, fit und gesund: Kundalini-Yoga für jeden Tag

Alltäglicher Streß und das Gleichgewicht der Chakras

Streß ist in der heutigen Zeit die Hauptursache von Krankheiten. Er setzt das feinstoffliche Energiesystem harten Bewährungsproben aus, vorhandene Disharmonien im Chakrasystem werden verstärkt und machen anfälliger für externe Belastungen: etwa ein mangelndes Grundgefühl von Sicherheit und Urvertrauen im Wurzelchakra, gespeicherte Ängste und Aggressionen im Sakral- und im Nabelchakra, mangelnde Selbstakzeptanz im Herzchakra, blockierte Ausdrucksfähigkeit des Selbst und der Kreativität im Halschakra, eine schwache Verbundenheit mit der inneren Stimme und Intuition im Stirnchakra, eine fehlende Einbindung in größere Sinnzusammenhänge im Kronenchakra und eine schwache elektromagnetische Schutzhülle im achten Chakra.

Schnelligkeit und Hektik des modernen Lebens machen es schwer, innere Ruhe, Kontakt mit sich selbst und energetische Ausgeglichenheit zu bewahren. Der einzelne ist mit immer größeren Ungewißheiten konfrontiert; Streßauslöser sind meist komplexe Probleme, deren Ausmaß und Dauer unbekannt sind. Lärmbelastung, Reizüberflutung, finanzielle Sorgen, Zeitdruck und extremer Erfolgszwang führen zu seelischem und emotionalem Streß.

Der Körper stellt sich auf Streßsituationen mit Kampf- oder Fluchtreaktionen ein, die an sich einen gesunden Schutzmechanismus darstellen. Er wird in Alarmbereitschaft versetzt und Nerven, Muskeln, Organe, Blutdruck und Herzschlag werden auf Höchstleistung geschaltet. Der Organismus stellt sich vollständig auf die akute Notsituation ein und vernachlässigt kurzfristig andere Körperfunktionen – übermäßig starker, wiederholter oder langfristiger Streß führt deshalb zu einer ständigen Überlastung und zu funktionalen Störungen von Körper und Psyche.

Streß und Seelenfrieden

Innere Konflikte und Disharmonien machen empfänglich für äußeren Streß. Externe Auslöser werden zu Streßfaktoren, wenn sie auf starke innere Spannungen stoßen, die aus einer Dissonanz zwischen den Bedürfnissen der Seele und den – teilweise verinnerlichten – Umweltanforderungen resultieren. Wer nicht in Kontakt mit sich selbst und seinen Bedürfnissen ist, existiert vor allem im Außen und ist den externen Leistungsanforderungen und Rollenerwartungen schutzlos ausgesetzt. Der Preis kann Krankheit auf physischer und psychischer Ebene sein: innere Unruhe, Ängste, Gereiztheit, Nervosität, Erschöpfung, Antriebslosigkeit und Gefühle von Sinnlosigkeit.

Es ist nicht immer einfach oder angenehm, sich mit den eigenen Schutzmechanismen und inneren Konflikten auseinanderzusetzen. Manchmal konfrontieren sie mit schmerzhaften Wahrheiten über sich selbst und über die eigene Lebensweise. Das Bewußtsein entwickelt dann Vermeidungsstrategien, um unangenehme Bewußtseinszustände ausblenden zu können und sich nicht mit den eigenen Seelenbedürfnissen auseinandersetzen zu müssen. Die Bedrohlichkeit der aktuellen Situation wird reduziert, Tatsachen, die mit Leiden oder Ängsten verbunden sind und zum Handeln auffordern, werden ignoriert oder unterdrückt. Ursprünglich basierten solche Mechanismen auf der Notwendigkeit, das Reaktionsvermögen bei akuter Gefahr oder Verletzung durch das Ausblenden des physischen und psychischen Schmerzes aufrechtzuerhalten. Heute werden diese Strategien des Bewußtseins nicht selten auf den Alltag angewandt, um zu einem Gefühl vermeintlicher Sicherheit zu gelangen.

An sich ist die Tatsache, daß die Wahrnehmung verändert und gefiltert wird, sinnvoll und notwendig. Sie erlaubt es, die Komplexität der Umwelt zu reduzieren und Informationsüberlastung zu bewältigen. Das Unterbewußtsein wählt aus, was auf die Bewußtseinsebene gelangen soll. Dies geschieht auf der Basis bestimmter Muster, die auf persönlichen Erfahrungen und Überzeugungen beruhen. Wenn sich dieser Mechanismus verselbständigt, kann er jedoch zu einer verzerrten und selektiven Wahrnehmung der Wirklichkeit und der Erlebnisse führen, die das Handeln behindert. Er kann zu einer perfekten Maske werden, die die wahren Ursachen von Befindlichkeitsstörungen verbirgt. Das führt dazu, sich als hilfloses Opfer der Verhältnisse zu fühlen und in der Umwelt Antworten zu suchen, die nur im eigenen Inneren zu finden sind.

Strategien gegen Überlastung und Streß

Streßtoleranz zu entwickeln setzt voraus, sich selbst wahrzunehmen und sich mit den individuellen Vermeidungsstrategien, Handlungsmustern und wahren Motiven auseinanderzusetzen. Krisensituationen – Nervosität, Aggression oder Krankheit – fordern dazu auf, bewußt hinzuschauen und verborgene Botschaften zu suchen, sei es ein unterdrücktes Bedürfnis nach Ruhe oder sinnvollere Lebenszusammenhänge. Bewußte Aufmerksamkeit ist die Grundlage dafür, wahrzunehmen, zu entscheiden und zu handeln. Sie setzt voraus, daß äußere Streßfaktoren reduziert und Räume für Ruhe und Entspannung, für Freude und Kommunikation geschaffen werden. Viele Probleme bekommen allein dadurch eine neue Dimension, daß man die Notbremse zieht, Aktionismus reduziert und unnötige Belastungen abbaut.

Körperliche Bewegung, Yoga und Meditation lösen Spannungen auf körperlicher und seelischer Ebene und verbessern über die Atmung die Prana-Versorgung. Viele Streßsymptome wie beispielsweise Kopfschmerzen gehen mit massiven körperlichen Verspannungen einher, z. B. im Schulter- und Nackenbereich. Streß auszuhalten und in Streßsituationen geduldig und entspannt zu bleiben ermöglicht, die reale Situation anzuschauen, einzuschätzen und angemessen reagieren zu können, ohne in Emotionalität und Panik zu verfallen. Es macht unabhängiger und schützt davor, in einen Teufelskreis von innerer und äußerer Negativität zu geraten.

Nerven wie Drahtseile

Gesundheitliche Probleme mit dem Nervensystem und dem Gehirn, von Nervosität und mangelnder Streßresistenz bis hin zu Nervenerkrankungen und Neuralgien oder Krankheiten wie Alzheimer, hängen energetisch mit den oberen Chakras zusammen. Ein unausgeglichenes Kehlchakra, das als zentraler Umschlagplatz von Informationen und Vermittler zwischen den verschiedenen Seinsebenen eng mit dem Nervensystem zusammenhängt, beeinträchtigt die Weiterleitung der Nervenimpulse in alle Richtungen. Im Bereich des sechsten Chakra wird die rechte Gehirnhälfte, die die intuitive Intelligenz und die Beziehung zum Selbst reguliert, häufig zugunsten der analytischen, linearen Funktionen der linken Gehirnhälfte vernachlässigt. Die Fragen nach dem Sinn des Lebens, nach Spiritualität und Ganzheit, das Thema des siebten Chakra, werden im wissenschaftlich-technischen Weltbild als zweitrangig betrachtet und finden keine Antworten. Aber auch fehlende Standfestigkeit im Wurzelchakra, verborgene Ängste im Sakralchakra und mangelnde Zentriertheit, unterdrückte Wut und Aggressionen im Nabelchakra können das Nervensystem schwächen. Besonders eng hängen die Streßresistenz und Funktionsfähigkeit der Nerven mit dem elektromagnetischen Feld, dem achten Chakra, zusammen, das die ein- und ausfließenden Impulse filtert und reguliert.

Das innere Kommunikationsnetz

Das Nervensystem stellt das Kommunikationsnetz bereit, das in akuten Streßsituationen blitzschnelle Abläufe zwischen Gehirn und Körper, zwischen Emotion und Handeln bewerkstelligt. Jeder Mensch hat etwa fünfzehn Milliarden Nervenzellen, zwei Drittel davon im Gehirn. Jede einzelne Nervenzelle ist mit 25 000 anderen direkt verbunden und verarbeitet zehn Milliarden Signale pro Sekunde. Wenn die Nerven schwach und «bloßgelegt» sind wie ein altes, ausgefranstes Stromkabel, kann das menschliche System genauso zusammenbrechen wie das elektrische System bei einem Kurzschluß.

Das zentrale Nervensystem, das aus dem Gehirn und dem Rückenmark besteht, steuert alle lebenswichtigen Funktionen des Organismus.

Dazu nutzt es ein komplexes Kommunikationssystem von elektrischen Impulsen, chemischen Reaktionen und körpereigenen Übertragungsstoffen (Neurotransmitter, Hormone). Die peripheren Nervenbahnen leiten Empfindungen und Informationen, die über die Sinne wahrgenommen werden, an das Gehirn, von dort wiederum werden Antworten an die betroffenen Körperregionen zurückgesendet.

Nur ein Teil dieses hochkomplexen Systems ist der willkürlichen Kontrolle unterworfen. Ein Großteil der Körperfunktionen funktioniert unabhängig vom Willen über das autonome oder vegetative Nervensystem (z.B. Herzschlag oder Verdauung). Es wird vom Hypothalamus im Zwischenhirn gesteuert, der Nervenimpulse in hormonelle Botschaften umwandelt und sie über die Hypophyse in die Blutbahn schickt. Das vegetative Nervensystem spielt deshalb eine wichtige Rolle für die Verknüpfung psychischer Zustände und organischer Reaktionen.

Streßsysmptome und physische oder psychische Schmerzen sind ebenfalls Sinneswahrnehmungen, die vom peripheren Nervensystem an das Gehirn übermittelt werden. Kontinuierliche Streßbelastung und ständige Überforderung des Nervensystems verursachen deshalb eine Überreizung der Nervenbahnen und reduzieren ihre Funktionsfähigkeit.

Streß bewirkt einen Adrenalinstoß, der häufig unterdrückte Wut und Ärger entlädt. Wer die Kontrolle über sich selbst und die Situation verliert, ist nicht mehr in der Lage, rational zu denken, der «gesunde Menschenverstand» setzt aus und Emotionen bestimmen das Verhalten. Man verfängt sich in einen Kreislauf, in dem man unbeherrscht auf die äußere Situation reagiert und dadurch weiteren Streß produziert. Die Energie sackt ab, und es kostet große Anstrengung, den Energieverlust auszugleichen und ein klares und unabhängiges Bewußtsein zurückzuerlangen. Sind die Nerven dagegen stark und gut geschützt, verfügt man über physische und psychische Kraft und Ausdauer, besitzt Geduld und fährt nicht bei der leisesten Provokation aus der Haut.

Stärkung des Nervensystems

- Ernährung: fettarm und ballaststoffreich mit viel Obst, Gemüse, Vollkornprodukten, Hülsenfrüchten und wenig raffinierten Kohlehydraten (wie z. B. Zucker, Weißbrot und Teigwaren), Ingwer (heilt das Nervensystem und verbessert die Impulsübertragung der Nervenbahnen), Kalzium (beruhigt die Nerven);

- Yogi-Tee und Ingwertee;
- Vermeidung von Drogen, Alkohol, Zigaretten und Kaffee;
- Bewußtes Sprechen und Singen von Mantras beeinflußt die Muster der Gehirnfunktionen;
- Fußmassagen mit Knoblauch und Lavendel aktivieren ein schwaches Nervensystem;
- Feueratmung, lange tiefe Atmung und Atmung durch das linke Nasenloch;
- Meditation;
- Yoga: Übungen für die Wirbelsäule (sie massieren das Nervensystem, siehe S. 43 f.), für das Nabelzentrum (siehe S. 83 ff.) und die Yoga-Position *Sat Kriya* (siehe S. 85 f.).

Übungsreihe für ein starkes Nervensystem

Diese Übungsreihe stärkt das Nervensystem und hilft gegen Nervosität und Überspanntheit. Sie beruhigt die Gedanken und aktiviert die Pranaversorgung im ganzen Körper.

Wichtige Hinweise zum Üben!

- Wenn Sie Probleme im Bereich der Lendenwirbelsäule, z. B. mit den Bandscheiben, haben, sollten Sie diese Übungsreihe auslassen.
- Das Set ist vor allem für Fortgeschrittene gedacht. Anfänger sollten die Übungen langsam machen und besonders darauf achten, den unteren Rücken an den Boden zu drücken, damit die Bauchmuskulatur und die Muskulatur im unteren Rücken zur Stabilisation benutzt und gestärkt werden.
- Wenn Sie Probleme mit der Feueratmung haben, machen Sie die lange und tiefe Atmung.

1. Sie liegen auf dem Rücken. Die Arme liegen entspannt neben dem Körper, die Handflächen zeigen nach oben. Atmen Sie lang und tief.
1 Minute.

Diese und die folgenden Übungen stimulieren das Kraftzentrum und verbessern die Fähigkeit, in Streßsituationen zentriert zu bleiben.

2. Bleiben Sie auf dem Rücken liegen. Bringen Sie die gestreckten Beine senkrecht nach oben. Beginnen Sie, die Beine mit schneller Bewegung zu kreuzen. Machen Sie dabei Feueratmung.
2 Minuten.

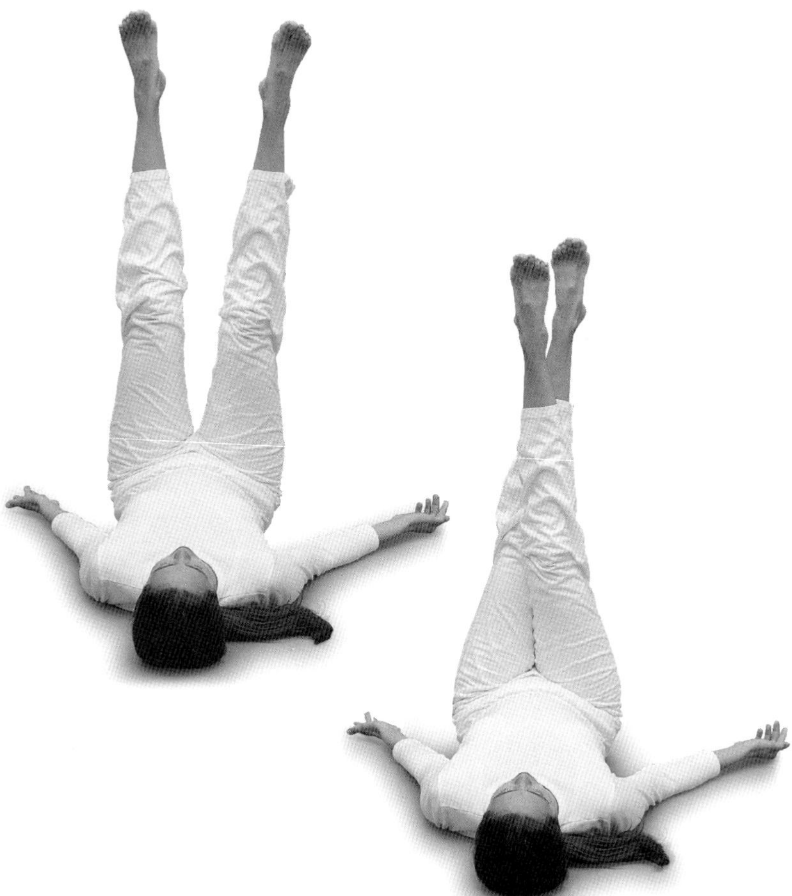

3. Sie liegen auf dem Rücken. Bringen Sie die gestreckten Beine abwechselnd senkrecht nach oben. Machen Sie dabei Feueratmung und versuchen Sie, die Beine im Atemrhythmus zu bewegen. (Wenn Sie lang und tief atmen, erfolgt die Einatmung, wenn die Beine nach oben gehen, und die Ausatmung, wenn Sie sie wieder zum Boden bringen.)
3 Minuten.

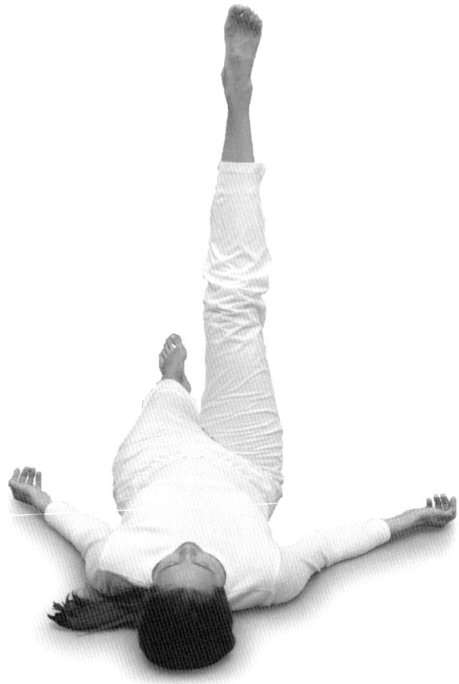

4. Sie bringen aus der Rückenlage die gestreckten Beine wieder in die 90-Grad-Position. Beginnen Sie erneut, sie im schnellen Rhythmus der Feueratmung zu überkreuzen (wie Übung 2).
30 Sekunden.

5. Sie liegen weiter auf dem Rücken. Bringen Sie aus der Rückenlage beide Beine in die 90-Grad-Position und legen Sie sie wieder auf den Boden. Machen Sie die Bewegung schnell, im Rhythmus der Feueratmung. (Wenn Sie lang und tief atmen, erfolgt die Einatmung, wenn Sie die Beine nach oben heben, und die Ausatmung, wenn Sie sie wieder zum Boden bringen.)
3 Minuten.

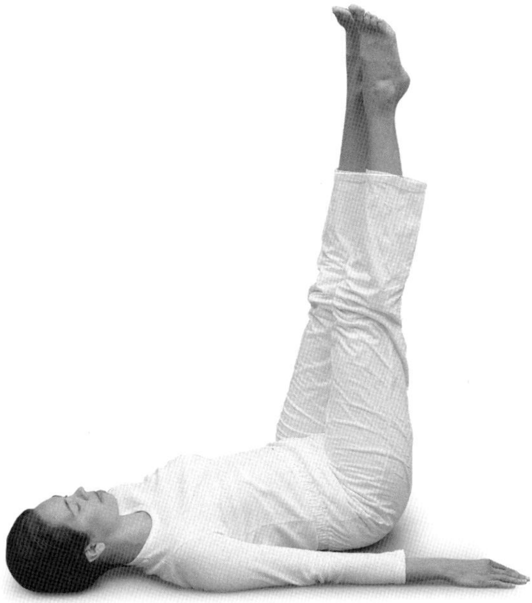

6. Sie bringen aus der Rückenlage die gestreckten Beine wieder in die 90-Grad-Position. Beginnen Sie erneut, sie im schnellen Rhythmus der Feueratmung zu überkreuzen (wie Übungen 2 und 4).
30 Sekunden.

7. Sie bringen aus der Rückenlage die gestreckten Beine senkrecht nach oben. Fassen Sie mit den Händen die Schienbeine und bringen Sie die Nase zu den Knien – heben Sie dabei den Oberkörper vom Boden. Finden Sie Ihr Gleichgewicht, atmen Sie in dieser Position ein und bringen Sie den Oberkörper mit der Ausatmung wieder zurück zum Boden. Mit der nächsten Einatmung bringen Sie die Nase wieder zu den Knien.
2½ Minuten.

8. Entspannen Sie 15 Minuten auf dem Rücken, wenn möglich, hören Sie in den ersten 5 Minuten eine Gong-Meditation.

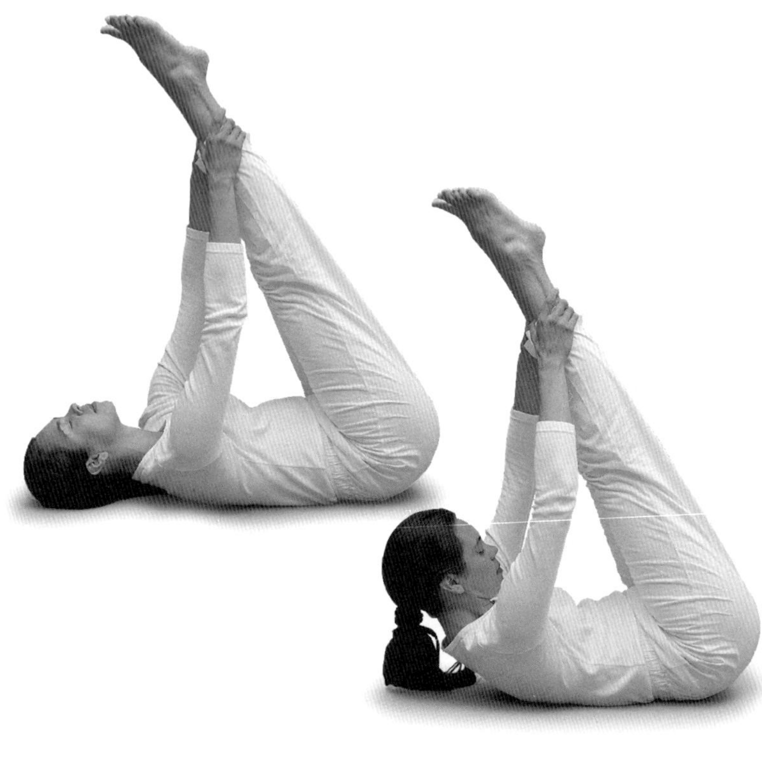

Meditation für starke Nerven

Die Meditation stärkt das Nervensystem und beruhigt den Geist. Sie hilft, sich nach außen hin gegen Unvernunft und Irrationalität zu schützen.

Sie sitzen mit gerader Wirbelsäule in der einfachen Haltung. Frauen bringen die linke Hand auf die Höhe der Ohren, der Daumen und die Spitze des Ringfingers berühren sich, und die Handfläche zeigt nach vorn. Die rechte Hand liegt im Schoß, die Spitzen des Daumens und des kleinen Fingers berühren sich. Für Männer ist die Haltung seitenverkehrt: rechts berühren sich Daumen und Ringfinger auf Ohrenhöhe, links Daumen und kleiner Finger im Schoß. Die Augen sind ganz leicht geöffnet. Die Atmung ist lang und tief, aber nicht kräftig.
11 bis 31 Minuten.
Zum Schluß atmen Sie tief ein, öffnen die Finger, heben die Hände über den Kopf und schütteln kräftig aus.

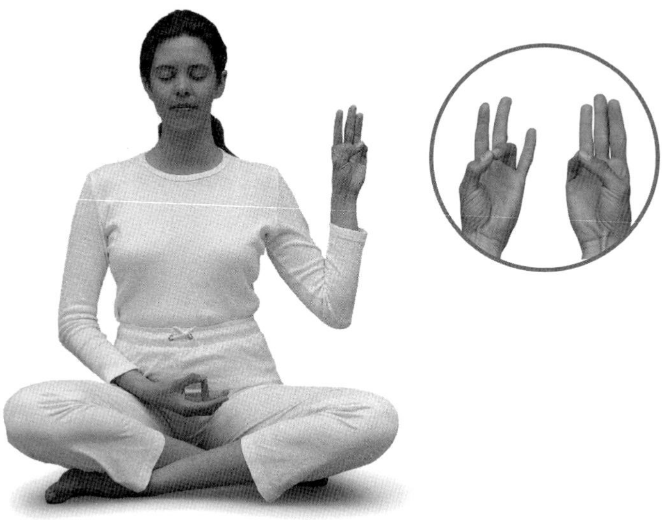

Sorgen und Ängste

> *«Die allerwichtigste Fähigkeit des Menschen, um glücklich sein zu können, besteht darin, der Angst gegenüberzutreten, sie herauszufordern und sie zu vernichten. Aber wir sind dazu erzogen worden, es nicht zu tun, denn unsere Eltern, Nachbarn, die Schule, die ganze Gesellschaft benutzen unsere Angst, um uns zu dirigieren ... Menschen brauchen sich vor nichts zu fürchten, wenn sie ihre Ängste herausfordern und sie vernichten können, anstatt sie in ihrem Unterbewußtsein zu speichern.»*
>
> YOGI BHAJAN

Die Reise durch die Chakras ist eine Reise durch die verschiedenen Angstebenen: Angst vor Verlust und Entbehrung im Wurzelchakra, vor Einsamkeit und Frustration im Sakralchakra, vor Ohnmacht, Mißerfolg und Kontrollverlust im Nabelchakra, vor Liebesverlust und Ablehnung im Herzchakra, Angst davor, nicht wahrgenommen zu werden, keinen Raum zu haben und externen Erwartungen nicht gewachsen zu sein, im Kehlchakra, vor Ignoranz und Verwirrung im Stirnchakra, vor Isolation und existentieller Sinnlosigkeit im Kronenchakra und vor Ungeschütztheit und Ausgeliefertsein im achten Chakra.

Angst bedingt Streß und wird gleichzeitig durch ihn ausgelöst und verstärkt. Die äußere Bedrohung, die Angstgefühle auslöst, ist in der modernen Gesellschaft fast immer vielfältig und komplex, sie findet sich in der zunehmenden Unüberschaubarkeit der Welt, im Konkurrenzdenken, im übersteigerten Leistungsprinzip und im unbefriedigten Bedürfnis nach sozialer Geborgenheit und verbindlichen Wertmaßstäben, die Sicherheit und Halt vermitteln. Äußere Angstfaktoren fallen auf den fruchtbaren Boden innerer Furchtsamkeit, die sich in Angst vor Versagen und Schwäche, Krankheit oder Tod, vor Entscheidungen, Veränderungen oder allgemein vor der Zukunft äußert. Gefühle von Ohnmacht, Fremdheit und Unwirklichkeit gedeihen auf der Basis einer inneren Leere, die aus der unerfüllten Suche nach Verbundenheit und Sinn im Leben resultiert.

Angst vor realen Gefahren ist normal und gesund, sie ermöglicht es, akute Notsituationen zu erkennen und darauf zu reagieren. Chronische

Angstzustände jedoch schwächen die Nerven und schädigen die Gesundheit. Auch wenn die ursprünglichen Ursachen nicht mehr existieren, werden sie zum Seinszustand. Die Furcht, den funktionalen Anforderungen der Welt nicht gewachsen zu sein, erzeugt neue Ängste, die Kraft und Funktionsfähigkeit weiter untergraben. Auf ein äußeres Alarmsignal folgt nicht mehr der Moment der Entwarnung, der Körper entspannt sich nicht mehr, die Angst verschwindet nicht. Angst ist gesellschaftlich wenig anerkannt, deshalb wird versucht, sie zu unterdrücken. Scham und Schuldgefühle verstärken die ursprünglichen Bedrohungsgefühle. Der negative Geist, der «Schwarzseher der Psyche», der eigentlich Gefahren erkennen und Bewältigungsstrategien entwickeln soll, wächst und gedeiht.

Was tun gegen die Angst?

Angst entsteht aus mangelnder Liebe und Achtung für sich selbst. Sie kann nur zerstreut werden, wenn Bewußtheit, Vertrauen in die eigene Identität, Selbstrespekt und Selbstliebe entwickelt sind und man lernt, sich so anzunehmen, wie man ist. Angst entsteht, wenn man keinen Kontakt mit der eigenen Seele hat, sich getrennt und isoliert fühlt und kein Vertrauen zuläßt. Angst stellt eine Herausforderung und eine Lernsituation dar. Angst produziert Gedanken, die die Psyche beeinflussen und das Verhalten orientieren. Sie konfrontiert mit dem Unterbewußtsein und fordert dazu auf, den Tatsachen ins Auge zu sehen. Die Kontrolle über die eigenen Gedanken ermöglicht es, Angst bewußt wahrzunehmen, ihre tieferen Ursachen zu ergründen und aus ihnen zu lernen. Über Gedanken und Projektionen wird die eigene Realität selbst erschaffen und kann durch sie verändert werden.

Wer sich selbst kennenlernt und Selbstwertgefühl und Selbstbewußtsein aufbaut, kann auf sich selbst vertrauen und Angst abbauen. Negatives Denken und Phantasien sind Selbstkonditionierungen, die alte Muster und Verstrickungen reproduzieren. Wer die Ursachen bestimmter Muster erkennt und sich bewußt macht, daß sie der aktuellen Situation nicht angemessen sind, kann sie auflösen und die damit zusammenhängenden Erfahrungen verarbeiten.

Angst bedeutet die Aufforderung, innere Konflikte anzuschauen und zu bearbeiten. Sie entsteht aus angehäuften Empfindungen des Versagens – nur bewußte Beobachtung hilft dabei, solche Gefühle und Emotionen zu erlösen. Sie weist auf die eigenen Schwächen und auf Energieverluste hin, denn wo Energie und Kraft ist, braucht man keine Angst zu haben.

Stärkung der Angstfreiheit

- Ernährung: Bananen und Orangen (mit den weißen Fasern im Inneren der Schale), Meerrettich und Wasserkresse (bringen die Vitamine und Mineralstoffe ins Gleichgewicht);
- Vermeidung von Drogen, Alkohol, Zigaretten und Kaffee;
- Licht, gute Pranaversorgung und viel frische Luft;
- Stärkung des Selbstwertgefühls und des Selbstvertrauens, Vertrauen in innere Schönheit, Reinheit, Würde und das natürliche Selbst;
- Aktivität, Bewegung;
- Persönliche Sinnfindung;
- Entspannung, Atmung, Meditation, Yoga.

Übungsreihe zur Auflösung von Ängsten und Sorgen

Die Übungsreihe bringt Kontakt mit dem Selbst, mit der Seele und der inneren Wahrheit. Sie stärkt das Identitätsgefühl im physischen Körper und verleiht innere Stabilität. Die Lösung von energetischen Blockaden und die tiefe Entspannung helfen, Gefühle von innerer Leere und Ängste aufzulösen.

1. Sie sitzen in der einfachen Haltung. Der linke Ellenbogen ist gebeugt an der Seite, die linke Hand befindet sich vor dem Herzen. Machen Sie mit ihr eine Faust, strecken Sie den Daumen gerade nach oben oder nach hinten (manche Menschen können den Daumen nach hinten strecken, andere nicht – machen Sie es so, wie es für Sie bequem ist). Die rechte Hand liegt im Gyan Mudra (siehe S. 30) auf dem rechten Knie. Atmen Sie langsam ein, halten Sie den Atem und atmen Sie langsam wieder aus. Versuchen Sie, 20 Sekunden einzuatmen, den Atem für 20 Sekunden zu halten und 20 Sekunden auszuatmen. Zählen Sie jeweils langsam bis 20.
11 Minuten.

Diese und die folgenden Übungen stärken den Pranafluß und öffnen das Herz- und das Kehlchakra.

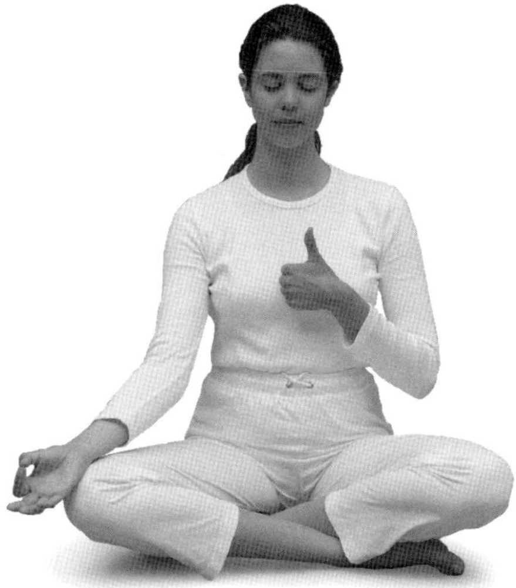

2. Sie bringen beide Hände auf die Höhe des Herzzentrums seitlich der Brust, die Handflächen zeigen zueinander, und die Finger sind gerade nach vorne gestreckt. Atmen Sie tief ein und strecken Sie die Arme kraftvoll und schnell über den Kopf, die Finger zeigen nach oben. Halten Sie den Atem. Bringen Sie die Arme wieder nach unten in die Ausgangsposition und strecken Sie sie wieder nach oben.
Machen Sie diese Bewegung bei angehaltenem Atem kraftvoll und schnell 8mal hintereinander. Atmen Sie dann aus, atmen Sie tief ein und beginnen Sie von neuem.
Wiederholen Sie fünf vollständige Zyklen.

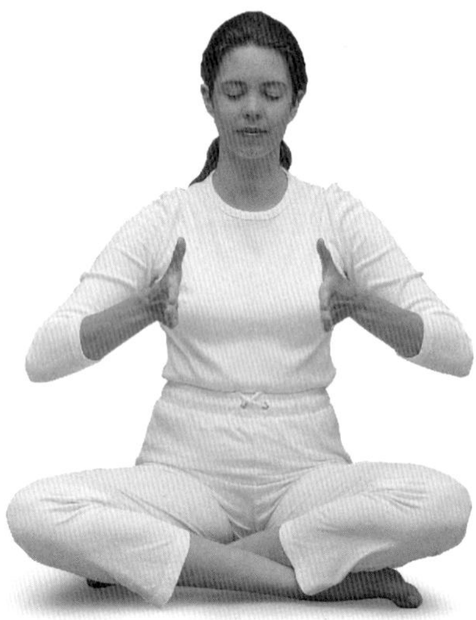

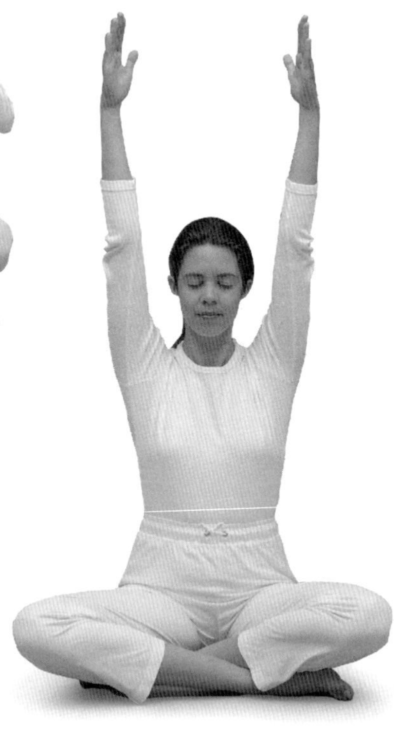

3. Sie sitzen weiter in der einfachen Haltung. Die Hände sind wieder seitlich der Brust. Strecken Sie die Zeigefinger und machen Sie mit den restlichen Fingern Fäuste, die Daumen umfassen und halten jeweils die Mittelfinger. Führen Sie nun die folgenden Bewegungen aus: bringen Sie die Fäuste nach außen zur Seite, beide Fäuste bleiben dabei auf derselben Höhe. Drehen Sie gleichzeitig die Hände in kleinen Kreisen nach außen. Wenn Ihre Arme gestreckt sind, beginnen Sie, sie wieder nach innen zurückzudrehen. Machen Sie dabei erneut kleine Kreise mit den Händen, diesmal jedoch nach innen.
5 Minuten.
Zum Schluß atmen Sie ein, halten den Atem und spannen jeden Muskel im Körper an – dann atmen Sie aus.
2 Wiederholungen.

4. Entspannen Sie 10 bis 15 Minuten auf dem Rücken.

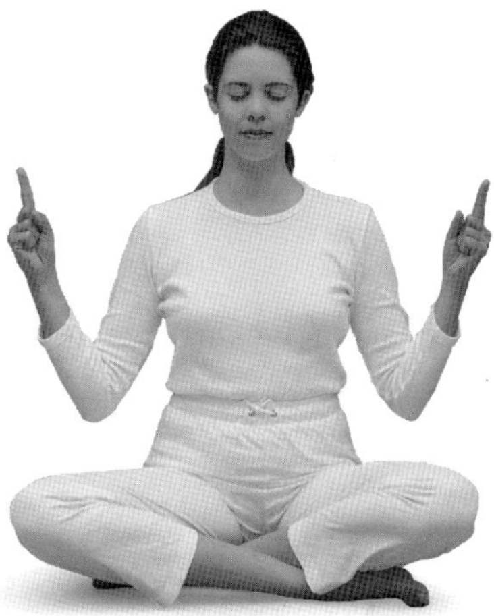

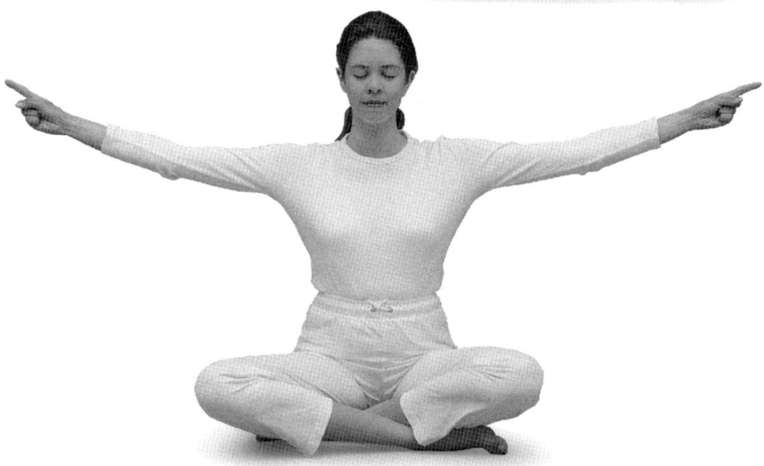

Meditation für kraftvolle Energie und gegen Ängste

Diese Meditation stärkt den Prana-Körper und gibt Energie und Kraft. Sie wirkt als Gegenpol zu Depressionen und verbessert die Fähigkeit, das Leben zu meistern.

Sie sitzen mit gerader Wirbelsäule im Schneidersitz. Ballen Sie die rechte Hand zur Faust und schließen Sie die linke Hand um die rechte Hand. Die Handballen berühren sich, die Daumen stehen gerade nach oben und berühren sich ebenfalls. Strecken Sie die Arme gerade nach vorne, parallel zum Boden aus. Die Augen sind geöffnet, der Blick ist auf die Daumen gerichtet. Atmen Sie 5 Sekunden ein, atmen Sie 5 Sekunden aus und warten Sie vor dem erneuten Einatmen 15 Sekunden. Atmen Sie wieder ein, sofort wieder aus und halten Sie den Atem erneut 15 Sekunden.
3 bis 5 Minuten.
Mit der Zeit können Sie die Atempause auf eine volle Minute verlängern.

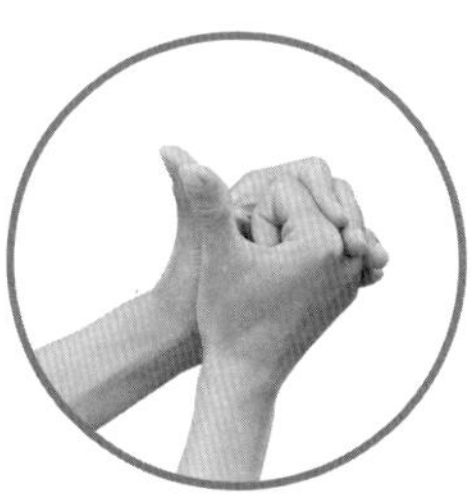

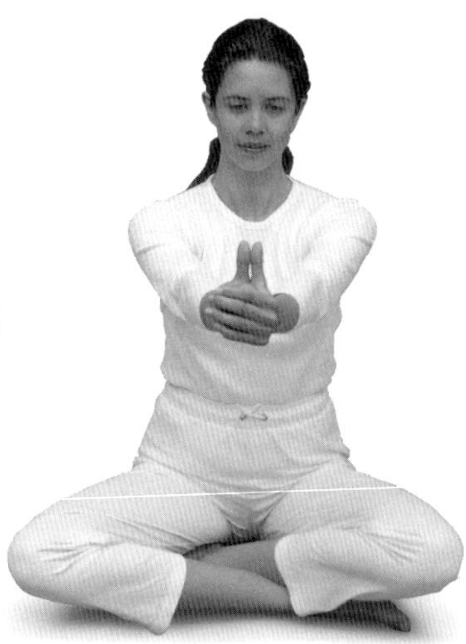

Krankheit, Krisen und Konflikte

Krankheiten manifestieren sich auf feinstofflich-seelischer Ebene, lange bevor sie den Körper angreifen. Sie hängen mit einem Energieverlust des psychosomatischen Systems oder einem Ungleichgewicht im Fluß der Prana-Energie zusammen. Wenn das elektromagnetische Feld schwach ist, wird man leicht zum Opfer von schädlichen Bakterien oder Viren.

Jede Krankheit hat mit einer Funktionsstörung desjenigen Chakra zu tun, in dessen Bereich sich das betroffene Organ oder der Körperteil befindet. Fließt die Energie nicht gleichmäßig, kommt es zu einer energetischen Unter- oder Überversorgung. Ein ausgeglichenes Chakra ermöglicht demgegenüber ein Gleichgewicht zwischen den Extremen und integriert sie. Oft sind mehrere Chakras zugleich an einer energetischen Störung beteiligt, die sich dann in Krankheiten manifestiert.

Die äußeren Belastungen des Immunsystems nehmen heute zu. Umweltgifte zerstören Körperzellen, deren Abbau wiederum den Blut- und Lymphkreislauf belastet. Schadstoffe in Nahrung, Luft und Umwelt, Nikotin, Alkohol- und Drogenkonsum, Medikamentenmißbrauch und falsche Ernährung führen zur Übersäuerung und einer hohen toxischen Belastung des Organismus. Dazu kommen starke Streßbelastung, das Leugnen seelischer Bedürfnisse und ein schwaches Selbstwertgefühl – all diese Faktoren schwächen die Gesundheit.

In körperlichen oder geistigen Streßsituationen, seien es akute Gefahren oder chronische Belastungen, ist das Immunsystem für den Körper zweitrangig – zuerst werden die Überlebens- und Selbsterhaltungsfunktionen aktiviert. Das Gehirn bewirkt über die Hypophyse, die Hirnanhangsdrüse, die Ausschüttung von körpereigenem Kortison, das u. a. dafür verantwortlich ist, die Immunabwehr zu dämpfen, um die aktuelle Gefahrensituation zu meistern. Mit reduzierter Immunabwehr wird die Krankheitsanfälligkeit erhöht.

Die Immunabwehr des Körpers

Die gesundheitlichen Probleme von heute hängen vor allem mit einem geschlossenen Herzchakra zusammen und betreffen das Herz, den

Kreislauf und das Immunsystem (von Allergien bis zu AIDS oder Krebs). Das Thema des vierten Chakra hat gesellschaftlich keinen großen Stellenwert, Liebe, Mitgefühl und Einfühlungsvermögen werden Konkurrenzdenken, Leistungs- und Erfolgsdruck untergeordnet. Das Immunsystem ist ein komplexer Abwehrmechanismus des Körpers gegen Bakterien, Viren, Allergene oder Parasiten. Alle Organsysteme, die mit der Reinigung, Instandhaltung und Verteidigung des Organismus zu tun haben, nehmen wichtige Schutzfunktionen wahr. Die Mandeln filtern den Rachenraum, die Atemwege den Weg von der Nase zu den Bronchien, die Haut bildet eine äußere Schutzhülle. In den lymphatischen Organen, dem Knochenmark und der Thymusdrüse werden Abwehrzellen mit spezifischer immunisierender Ausprägung gebildet. Sie gelangen durch die Blut- und Lymphbahnen in die Milz, die Lymphknoten und die Schleimhäute in Darm und Rachen. Die Lymphknoten filtern Bakterien, Gifte und gröbere Teilchen. Krankheitserreger und Fremdstoffe werden durch spezifische weiße Blutkörperchen (Lymphozyten, Leukozyten, Makrophagen und Antikörper) unschädlich gemacht. Antikörper und «Freßzellen», die bei Entzündungen oder Impfungen aktiv werden, können die Blutbahn verlassen, Viren, Bakterien und Giftstoffe aufnehmen, sie zerstören oder im Bindegewebe ablagern.

Immunschwächekrankheiten führen zu Abwehrschwächen wie Allergien gegen bestimmte Stoffe (Heuschnupfen, Asthma, Ekzeme u. ä.), die an sich keine wirkliche Bedrohung für den Körper darstellen, zu häufigen Erkältungen, allgemeiner Infektanfälligkeit und Erschöpfung. Im Falle von Autoimmunkrankheiten (multiple Sklerose, rheumatoide Arthritis, bestimmte Formen von entzündlichen Darmkrankheiten, bestimmte Leber- und Hautkrankheiten) verliert das Immunsystem die Fähigkeit, körpereigene Substanzen von «Feinden» zu unterscheiden, vor denen es sich zu schützen gilt, es wendet sich gegen den eigenen Körper und bildet Antikörper gegen körpereigenes Gewebe. Bei Krebserkrankungen bleibt ein Fehlverhalten der eigenen Körperzellen unentdeckt und die degenerierten Zellen werden nicht zerstört.

Aus spiritueller Sicht können Immunkrankheiten mit unterdrückten Aggressionen zusammenhängen, die sich im eigenen Körper «austoben». Wer Lebensumstände scheinbar akzeptiert, die seinen tiefen Bedürfnissen widersprechen, beweist eine vermeintliche Toleranz, die sich letztlich gegen ihn selbst richtet. Man versucht zu funktionieren und unterdrückt innerlichen Protest. Die Reaktion der Psyche und des Organismus äußert sich subtil auf energetischer Ebene.

Immunsystem und Psyche

Energieverluste und Ungleichgewichte des Systems weisen darauf hin, daß etwas mit dem eigenen Leben nicht in Ordnung ist. Sie hängen mit inneren Einstellungen, Gewohnheiten und Überzeugungen zusammen. Es kann sich um unbewußte oder unterdrückte Ängste, um innere Konflikte zwischen «Kopf und Bauch» oder um Lebensweisen und Überzeugungen handeln, die nicht mit den wirklichen Bedürfnissen übereinstimmen – sie resultieren aus inneren Disharmonien, die keine andere Ausdrucksmöglichkeit gefunden haben und nun im Körper ausgetragen werden. Wenn sich der Kopf verselbständigt, die Kreativität oder das «Mitfließen» mit den Geschehnissen des Lebens unterdrückt wird, entstehen energetische Blockaden.

Wer die Botschaften des Körpers mißachtet, dagegen ankämpft und sich gegen den Strom der Veränderung stellt, für den können gesundheitliche Probleme zu echten Lebenskrisen werden, die die «Normalität» des gewohnten Lebensstils in Frage stellen. Aus spiritueller Sicht stellen sie Lernsituationen dar, die innere Konflikte spiegeln, Fragen zum inneren Wachstum stellen und die notwendigen Hinweise und Informationen liefern, um eine tiefere Bewußtheit der eigenen Seelenbedürfnisse zu entwickeln. Sie konfrontieren mit der Erkenntnis, daß die Kontrolle über die eigene Existenz immer nur scheinbar ist und Sinn und Bedeutung dessen, was einem geschieht, hinterfragt werden müssen.

Wer sich für neue Impulse und Erkenntnisse öffnet, ist in der Lage, Verantwortung für das eigene Leben zu übernehmen und die Tatsache zu akzeptieren, daß jede Krise im Leben einen Wendepunkt darstellen kann. Man kann lernen, sich in den Fluß der Veränderungen einzuschwingen, das Leben so annehmen, wie es ist, und aufhören, sich als passives und hilfloses Opfer der Umstände zu fühlen. Krankheiten sind keine persönliche Schwäche oder individuelles Versagen, sie sind Botschaften des Organismus und zeigen Möglichkeiten auf, verlorenes Gleichgewicht wiederherzustellen und Wachstumsmöglichkeiten zu erkennen.

Die Psyche wirkt über das Nervensystem und die Hormone direkt auf den Organismus. Das lymphatische Gewebe ist eng verbunden mit Nervenfasern, über die das Gehirn Signale an die Immunzellen sendet. Diese Wechselwirkung erlaubt umgekehrt, über den Geist und das Bewußtsein auf den eigenen Körper einzuwirken. Heilung setzt voraus, daß man auch heil und gesund werden möchte.

Krankheiten und Überlastungssymptome fordern Ruhephasen ein, die ermöglichen, herauszufinden, was für Schwäche, Erschöpfung oder Entmutigung verantwortlich ist. Bewegung bringt den Kreislauf in Schwung und trainiert die Blut- und Lymphgefäße, die die Transportwege für die Immunabwehr darstellen. Körperliche Aktivität ist gut für die seelische Stabilität und ein klares Identitätsgefühl und verbessert damit die Widerstandskräfte gegen Streß und körperliche Belastungen. Yoga entgiftet und regt den Kreislauf, die Abwehrkräfte und das Immunsystem an.

Stärkung des Immunsystems

- Ernährung: fettarm und ballaststoffreich mit viel Obst, Gemüse, Vollkornprodukten, Hülsenfrüchten und wenig raffinierten Kohlehydraten (wie z. B. Zucker, Weißbrot und Teigwaren);
- Frische Luft;
- Vermeidung von Unterkühlung (setzt die Aktivität der Lymphozyten herab, Bakterien zu vernichten);
- Vermeidung negativer Gedanken, Lachen, gute Laune;
- Körperliche Bewegung: Laufen, Springen, Hüpfen, Rütteln und Schütteln;
- «Positives Denken»;
- Meditation, Yoga.

Übungsreihe zur Stärkung des Immunsystems

Diese Übungsreihe aktiviert und stärkt die Abwehrkräfte. Sie hilft, inneren Ärger und Aggression zu verarbeiten, und fördert die Fähigkeit, sich selbst anzunehmen und aggressive kämpferische Energien loszulassen, anstatt sie in den Körper zu verlagern.

1. Sie sitzen in der einfachen Haltung. Bringen Sie die Hände vor das Herzzentrum, die Handflächen liegen aneinander, die Daumen befinden sich am Brustbein. Mit der Einatmung strecken Sie die Arme zu den Seiten aus und dehnen die Achselhöhlen auseinander. Mit der Ausatmung kommen Sie in die Ausgangshaltung zurück und bringen die Handflächen vor der Brust zusammen. Fahren Sie in diesem Bewegungsrhythmus fort.
Nach 1 bis 3 Minuten werden Sie ärgerlich. Fangen Sie an zu kämpfen. Nutzen Sie die Bewegung, um Ihren ganzen Ärger aus sich herauszuholen.
Fahren Sie für weitere 3 bis 8 Minuten fort.

Diese Übung aktiviert und stärkt das Immunsystem.

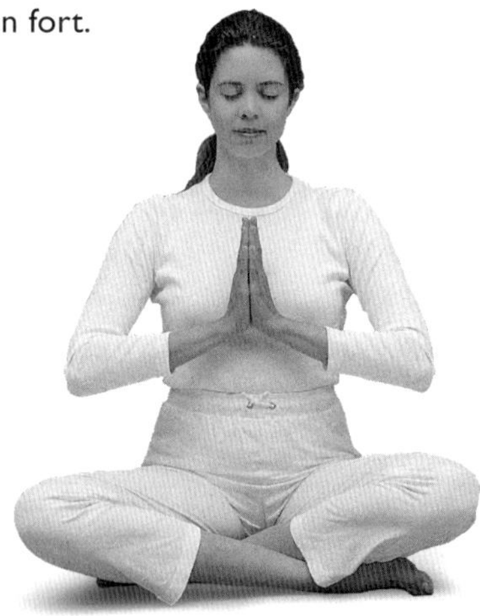

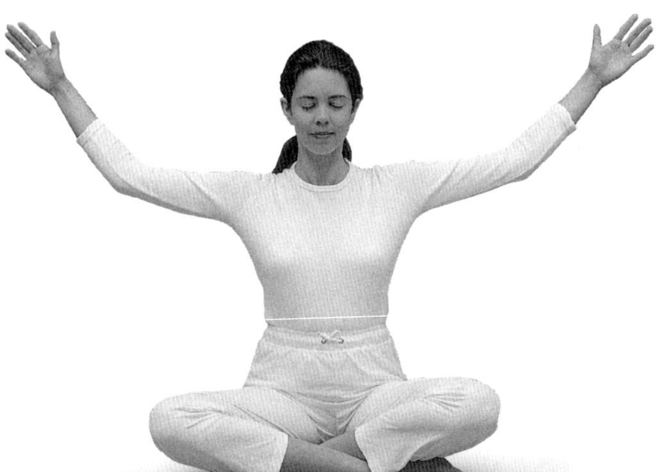

2. Sie sitzen in der einfachen Haltung. Verschränken Sie die Finger und strecken Sie die Arme über den Kopf, die Ellenbogen sind gestreckt. Von der Basis der Wirbelsäule ausgehend drehen Sie sich nach links und rechts. Machen Sie dazu Feueratmung. Bewegen Sie sich wie wild.
2 bis 4 Minuten.

Diese Übung verbessert die Funktionsfähigkeit der Leber.

Wichtiger Hinweis zum Üben!

– Wenn Sie Probleme mit der Wirbelsäule, z. B. mit den Bandscheiben, haben, sollten Sie die Übung vorsichtig (nicht ruckartig), langsam und sehr bewußt durchführen.

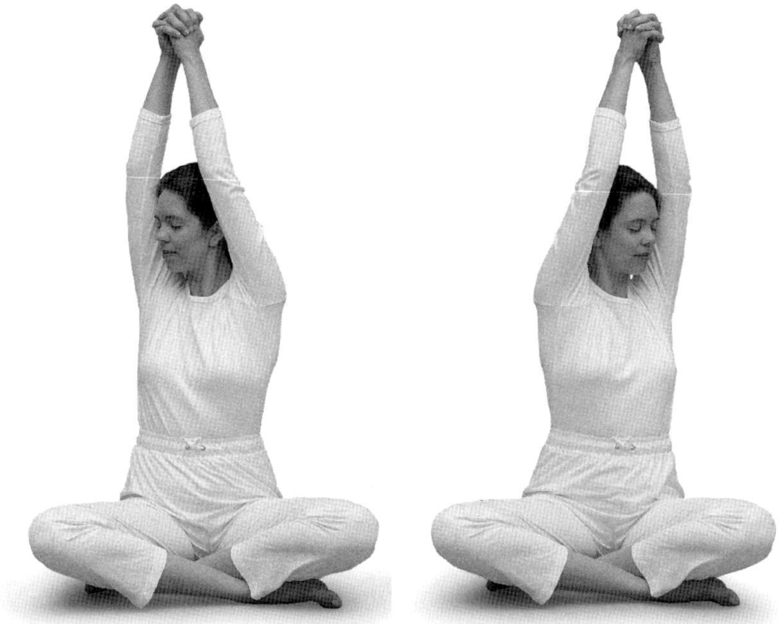

3. Sie legen sich auf den Rücken und bewegen kraftvoll jeden Körperteil nach oben, dann nach unten und in alle Richtungen. Schütteln Sie den ganzen Körper.

2 bis 4 Minuten.

Wichtige Hinweise zum Üben!

– Wenn Sie Probleme mit der Wirbelsäule, z. B. mit den Bandscheiben, haben, sollten Sie die Übung vorsichtig (nicht ruckartig), langsam und sehr bewußt durchführen.
– Achten Sie bei dieser Übung auf eine weiche Unterlage.

Diese und die folgende Übung befreien von aufgestautem Ärger und stärken das Immunsystem.

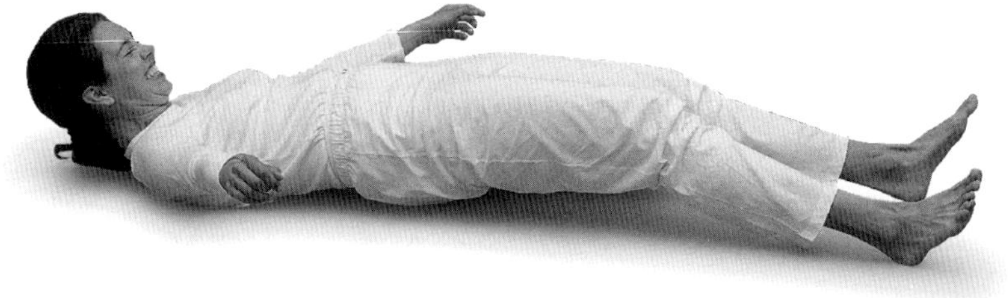

4. Sie drehen sich auf den Bauch und verschränken die Hände auf dem Rücken. Bewegen Sie nun in dieser Position jeden Körperteil nach oben, nach unten und in alle Richtungen. Schütteln Sie den ganzen Körper.
2 bis $3\frac{1}{2}$ Minuten.

Wichtige Hinweise zum Üben!

- Wenn Sie Probleme mit der Wirbelsäule, z. B. mit den Bandscheiben, haben, sollten Sie die Übung vorsichtig (nicht ruckartig), langsam und sehr bewußt durchführen.
- Achten Sie bei dieser Übung auf eine weiche Unterlage.

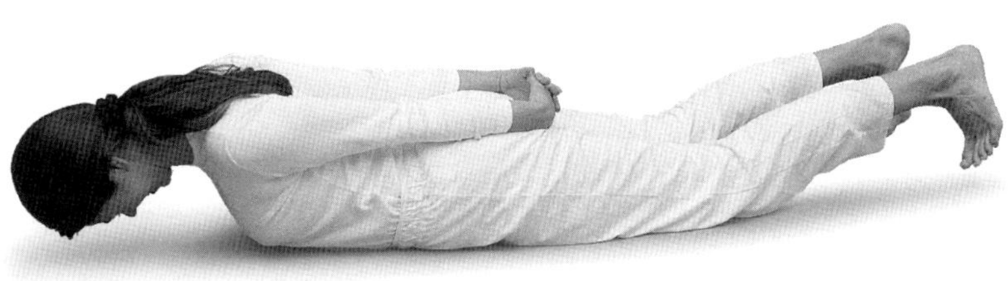

5. Sie liegen immer noch auf dem Bauch und bringen nun die Stirn zum Boden. Fassen Sie Ihre Fußgelenke und ziehen Sie sich so hoch, wie es Ihr Rücken erlaubt – die Oberschenkel lösen sich vom Boden. Finden Sie mit erhobenen Knien Ihre Balance und atmen Sie lang und tief.
30 Sekunden bis 1 Minute.

Diese Übung wirkt auf die Bauchorgane und auf die Wirbelsäule.

6. Sie liegen auf dem Rücken und dösen für 15 Minuten. Wenn vorhanden, hören Sie dabei ein beruhigendes Mantra und singen Sie nach 11 Minuten mit.

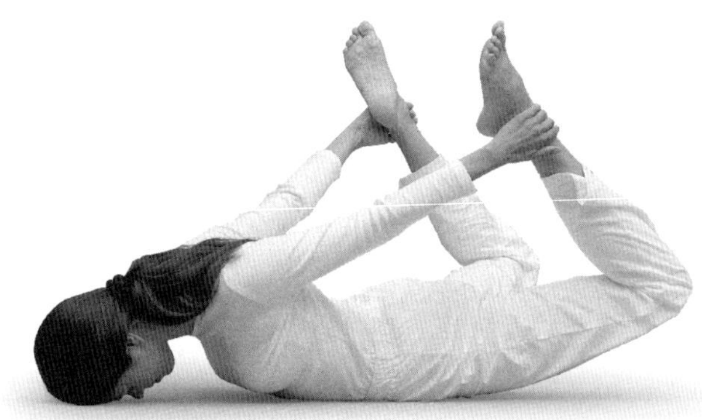

Meditation für Heilung

Diese Meditation stärkt die Selbstheilungskräfte und unterstützt die Selbstentfaltung. Sie stärkt die Fähigkeit, positive Veränderungen im eigenen Leben zu verwirklichen.

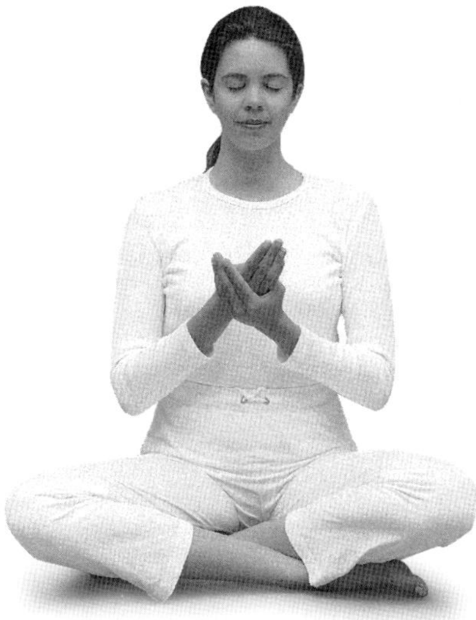

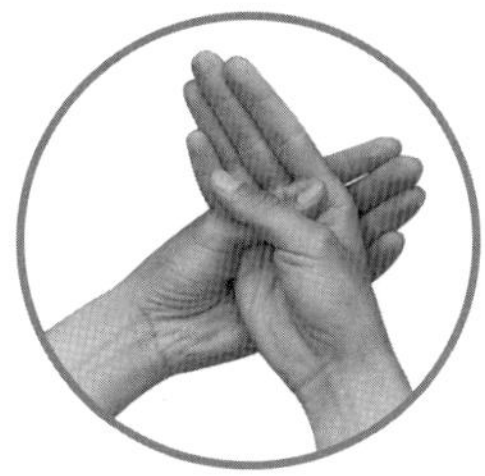

Sie sitzen in der einfachen Haltung. Lassen Sie die Arme entspannt an der Seite Ihres Körpers nach unten hängen. Heben Sie die Unterarme zur Brust, bis sich die Hände auf Herzhöhe treffen. Legen Sie sie so ineinander, daß die rechte Hand in der linken ruht, die Handflächen zeigen nach oben. Legen Sie die Daumen in die rechte Handfläche, der rechte Daumen überkreuzt den linken im Handteller. Die Finger sind entspannt, leicht gekrümmt und zeigen nach oben vom Körper weg. Lassen Sie die Augen nur einen kleinen Spalt geöffnet. Atmen Sie vollständig ein und singen Sie mit der Ausatmung das Mantra.

RA MA DA SA SA SE SO HONG

Singen Sie das S mit einem scharfen Zischlaut. Nutzen Sie alle Prana-Energie, die Sie zur Verfügung haben. Singen Sie mit ganzer Kraft aus

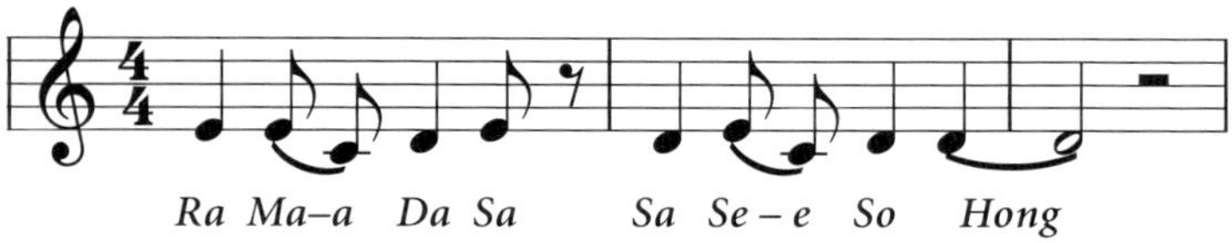

vollem Atem. Nach einigen Minuten wird sich Ihre Stimme automatisch senken – üben Sie, die Stimme in voller Stärke auf gleichbleibender Höhe zu halten.
11 Minuten.

RA bedeutet Sonne, MA Mond, DA Erde und SA Unendlichkeit; SA SE bedeutet «die Unendlichkeit in mir» und SO HONG «Ich bin du». RA MA DA SA ist das Erd-Mantra, SA SE SO HONG das Äther-Mantra.

Yoga, Meditation und Spiritualität im täglichen Leben

Das Ziel von Yoga und Meditation ist die Entspannung von Körper und Geist. Die Chakras werden geöffnet und harmonisiert, die fünf Sinne und die fünf Elemente (Erde, Wasser, Feuer, Luft und Äther), die mit den fünf unteren Chakras verbunden sind, werden in Einklang gebracht. Yoga weckt das Bewußtsein und die Aufmerksamkeit für das, was im eigenen Inneren und um einen herum vorgeht.

Yoga bringt nicht plötzliche Erleuchtung, sondern erfordert kontinuierliche Arbeit. Es aktiviert die Lebensenergie, initiiert die körperlichen, geistigen und seelischen Wachstumsprozesse und verleiht Stärke, um durch sie hindurchzugehen. Man erlangt mehr Bewußtheit über die eigenen mentalen und emotionalen Zustände und lernt, ihre Botschaften zu entziffern. Das ausgeglichene Zusammentreffen von Prana und Apana im Nabelchakra stimuliert die Kundalini-Energie und schafft Kontakt zur mentalen und emotionalen Kraft; das erleichtert das Loslassen physischer und mentaler Gewohnheiten und die Übernahme von Verantwortung für das eigene Leben. Damit unterstützen Yoga und Meditation den Weg zu Selbstverwirklichung und persönlicher Freiheit und bieten eine konkrete Hilfe, um Wege aus scheinbaren Ausweglosigkeiten zu erkennen und sich aus Begrenzungen zu befreien, die das innere Wachstum behindern.

Kundalini-Yoga lehrt nicht Askese, Abstand von der Welt oder totale Selbstkontrolle, sondern es verbindet den Menschen mit seinen inneren Reserven und seiner Gelassenheit und schafft Offenheit für neue Erfahrungen. Gefühle und Emotionen bringen Farbe und Bewegung in das Dasein; sie unterdrücken zu wollen wäre ein großer Verlust. Innere Ruhe erlaubt es, sie wahrzunehmen, ohne von ihnen überwältigt zu werden; sie zuzulassen, um sie dann wieder loszulassen. Man kann Gefühle genießen und herausfinden, was sie mitzuteilen haben, sie weder abwehren noch ihnen mehr Raum geben, als ihnen zusteht. Die Fähigkeit, mitten im Leben zu stehen, ohne süchtig zu werden nach Glück, Liebe oder auch Leid, ohne sich mit Sehnsüchten, Gedanken oder Emotionen zu identifizieren, nimmt ihnen die Macht.

Den Berg der Bewußtheit ersteigen

Das Dreieck der unteren drei Chakras bildet die Basis für die Entwicklung der menschlichen Potentiale in den oberen Chakras, hier werden Instinkte und Bedürfnisse bewußt. Im ersten Chakra lernt man, das eigene Sicherheitsbedürfnis zu kontrollieren, im zweiten Chakra, sich mit Sehnsüchten und Verlangen auseinanderzusetzen. Die Herausforderung des dritten Chakras ist die Beherrschung von Aggressionen und der kraftvollen Energie, die sie zur Verfügung stellen. Wer das untere Dreieck der Energie meistert, kann nicht mehr von seinen Emotionen beherrscht und unterworfen werden. Die in emotionale Blockaden gebundene Energie wird befreit und steht zur Verfügung, um das energetische Potential der oberen Chakras – Liebe, Kommunikation, tiefe Bewußtheit und Verbundenheit – zu entwickeln und selbstbestimmt zu leben.

Die sieben Chakras sind der Berg, der im Leben bestiegen werden muß. Erst auf dem Gipfel herrscht freie Sicht nach allen Seiten – die Aussichten, die sich auf dem Weg nach oben ergeben, bleiben immer nur Teilansichten. Dennoch existieren sie gleichzeitig und beeinflussen sich gegenseitig; alle Fenster müssen geöffnet sein, um das Entstehen neuer energetischer Ungleichgewichte zu verhindern.

Die Arbeit an bestimmten Chakras kann spezifische Energieknoten und Ungleichgewichte beseitigen. Vielleicht handelt es sich dabei um akute Störungen, die nur einen kurzen Eingriff benötigen, vielleicht aber auch um chronische Probleme, die eine kontinuierliche Arbeit über längere Zeit erfordern. Ist das energetische Gleichgewicht nur vorübergehend gestört, reicht vielleicht eine kleine Übung, um es schnell wiederherzustellen. Wenn es um tiefsitzende, strukturelle oder karmische Probleme geht, die das ganze Leben überschatten, ist eventuell eine Arbeit über lange Zeiträume nötig, vielleicht täglich, vielleicht zyklisch immer wieder neu. Manchmal betrifft ein Problem nur ein bestimmtes Chakra, meistens jedoch mehrere Chakras in sich oder in ihrer Beziehung zueinander. Deshalb arbeiten die Übungsreihen dieses Buches am Energiefluß insgesamt und beziehen – über die Arbeit an dem jeweiligen Chakra hinaus – auch die anderen Chakras mit ein.

Chakras und Lebensphasen

Aus der Sicht des Yoga beginnt alle sieben Jahre ein neuer Bewußtseinszyklus, in dem jeweils ein bestimmtes Lebensthema aktuell ist, das eng mit einem spezifischen Chakra zusammenhängt.

Vom ersten bis zum siebten Lebensjahr wird das Wurzelchakra aktiviert, die Grundlagen des Lebens werden gelegt. Vom achten bis zum vierzehnten Lebensjahr dominiert die Thematik des Sakralchakras, das Erwachen der sexuellen und sozialen Kräfte. Die Zeit zwischen dem fünfzehnten und dem einundzwanzigsten Lebensjahr konfrontiert vor allem mit Fragen der Selbstbehauptung und des Selbstbewußtseins, die darauf folgenden sieben Jahre bis zum achtundzwanzigsten Lebensjahr werden vom Thema Liebe und Mitgefühl beherrscht. Bis zum fünfunddreißigsten Lebensjahr sind Kommunikationsvermögen und Selbstausdruck, bis zum zweiundvierzigsten Jahr die Entdeckung der geistigen Welt bedeutsam. Vom dreiundvierzigsten bis zum neunundvierzigsten Lebensjahr werden die transzendentalen Fragen des Lebens wichtig. Mit dem fünfzigsten Lebensjahr beginnt der Zyklus von neuem, nun auf einer höheren Ebene.

Alle Lebensthemen sind dem Siebenjahresrhythmus unterworfen, seien es Arbeitssituationen oder Beziehungen. Für Partnerschaften kann es eine erhebliche Belastung darstellen, wenn aufgrund von Altersunterschieden andere grundlegende Probleme im Vordergrund stehen oder der Lebenspartner sich scheinbar unerklärlich verändert, ohne daß die tieferen Zusammenhänge erkannt werden.

Die Siebenjahreszyklen, die eng mit den jeweiligen Themen der Chakras zusammenhängen, sind nicht die einzigen Zyklen, in denen das Bewußtsein auf eine neue Stufe gelangt. Alle elf Jahre strukturiert sich die Intelligenz neu, und alle achtzehn Jahre ist man mit tiefgreifenden Umbrüchen im Dasein konfrontiert. Alle diese Zyklen zwingen zu einer Bestandsaufnahme des eigenen Lebens, sie konfrontieren mit bestimmten Lernschritten – der Übergang von einem Zyklus zum nächsten fordert dazu auf, zu überprüfen, ob man sie geleistet hat. Die unterschiedlichen Zyklen greifen ineinander, sie beeinflussen und verstärken sich gegenseitig. Viele Krisen im Leben, wie z. B. die «Midlife-crisis» oder psychische Schwierigkeiten mit den Wechseljahren, hängen aus spiritueller Sicht mit den unterschiedlichen Lebenszyklen zusammen.

Die Elemente des Lebens

Auch das individuelle Sternzeichen wirkt darauf ein, welches Chakra besonderer Bearbeitung bedarf und welche energetischen Hilfen den Lebensweg am besten unterstützen. Erdzeichen sind eng mit der Thematik des Wurzelchakra verbunden, sie brauchen die Verbindung mit dem Boden, mit der Mutter Erde und sind am meisten in Kontakt mit sich selbst, wenn sie in Berührung mit der Erde und der Materie sind. Wasserzeichen stehen in enger Beziehung zum Sakralchakra, sie brauchen die Verbindung mit dem Wasserelement, beim Baden oder bei einem Spaziergang am Strand. Die im Zeichen des Feuers Geborenen, des Elements des Nabelchakra, lieben Essen, Wärme und Aktivität; Luftzeichen brauchen Raum um sich herum, fühlen sich schnell bedrängt und sind an der frischen Luft, dem Element des Herzchakra, zu Hause.

Der Sinn von Krise und Wachstum

Problematische Situationen und Krisen im Leben sind eine Aufforderung zur Entdeckung von Möglichkeiten und Wachstumspotentialen, sie setzen die normalen Schutzmechanismen außer Kraft und konfrontieren ungeschminkt mit dem eigenen Selbst. Man wird «aus der Fassung» gebracht, und der momentane Verlust der Kontrolle bietet Raum für Wahrheit und Wachstum – die Schwäche wird zum Antrieb, um potentielle Stärke zu entwickeln.

Lebenslange Gewohnheiten und Muster zu entdecken und zu modifizieren ist ein langwieriger und äußerst tiefgreifender Prozeß. Der Effekt stellt sich häufig nicht sofort ein, und die Geduld wird auf eine harte Probe gestellt. Am längsten dauert jedoch die Entscheidung für eine Veränderung.

Spiritualität im modernen Leben

Spirituell leben bedeutet, die eigene Seele zu finden. Die Seele ist Teil der kosmischen Energie, der Kreativität des Universums. Wer kein Vertrauen in diese Verbundenheit entwickelt, lebt in der Dualität, fühlt sich zerrissen und uneins. Wer seine Heimat in sich selbst findet und in Kontakt mit der eigenen Seele ist, kann wirklich menschlich sein und die individuelle Schwingung mit der des Makrokosmos in Einklang bringen. Sich selbst zu finden und zu lieben ermöglicht, innere Leere mit dem zu füllen, was wirklich zählt. Dabei geht es nicht um Religion, sondern um Wahrhaftigkeit: das zu sein, was man wirklich ist, und das zu sagen, was man wirklich meint. Leben wird zu Lüge und Schein, wenn man sich seiner persönlichen Wahrheit entzieht, man wird sich selbst zum größten Feind. Innerer Widerstand gegen den Prozeß der Selbstfindung basiert auf dem Wunsch, den Status quo zu halten, selbst wenn er unglücklich macht. Wenn egoistischer Wille, oberflächliche Wünsche oder geistige Fixierungen die Überhand über die tiefen seelischen Bedürfnisse gewinnen, arbeitet man gegen die eigene Bestimmung.

Yoga und Meditation helfen, hinter die äußere Schale der Vorstellungen und Gewohnheiten zu gelangen und sie auf ihren Wahrheitsgehalt zu überprüfen. Es wird deutlich, was Verhaltens- und Gedankenmuster mit einem tun, daß sie Energie rauben, den Körper blockieren, Streß und Krankheiten auslösen. Wer sich aus ihnen löst, macht sie zur friedlichen Erinnerung. Jede Heilung beginnt im eigenen Inneren. Dabei ist die Philosophie des Yoga keineswegs die Verkünderin unumstößlicher Wahrheiten. Sie beschreibt Techniken, zeigt Möglichkeiten auf und gibt Hinweise für den Weg zu gesteigerter Bewußtheit – die Erfahrung damit muß jeder Mensch selbst machen.

Spiritualität und persönliche Freiheit

Die Seele ist das Licht in der Dunkelheit, das dem Leben die Richtung weist, man braucht keinen anderen Wegweiser. Der Kontakt mit der Seele ermöglicht es, die Verantwortung für das Leben zu übernehmen, das eigene Glück selbst in die Hand zu nehmen. Die Kraft der Verbindung mit der inneren Wahrheit befreit aus der Macht der Spezialisten, an die man in westlichen Kulturen die Heilung der Psyche, des Körpers oder der Seele oft sehr schnell abgibt – Psychotherapeuten, Ärzte oder Priester können bei der Heilung zur Seite stehen, sie können sie jedoch nicht abnehmen.

Das befreiende Potential von Spiritualität, Yoga und Meditation liegt darin, daß sie dem einzelnen die Mittel zu Bewußtheit und Eigenverantwortung selbst in die Hand gibt. Ganzheitlichkeit weist dabei über Subjektivität und Egoismus hinaus – wer in Kontakt mit der eigenen Seele ist, ist in Kontakt mit der großen Seele. Individuelle und gemeinschaftliche Bedürfnisse stehen aus dieser Sicht nicht im Gegensatz zueinander, sie werden im Wachstum des Bewußtseins in Einklang gebracht.

Es ist das Geburtsrecht des Menschen, glücklich zu sein. Das bedeutet nicht, alle Wünsche des Egos zu befriedigen, sondern an den eigenen Lebensumständen zu arbeiten und sie mit den Bedürfnissen der Seele in Einklang zu bringen. Bewußtheit und Erleuchtung zu erlangen heißt nicht, weitab von allem Leben die große Gelassenheit und das innere Wohlgefühl zu suchen, es heißt vielmehr, im Leben zu stehen und die Kraft zu haben, aus der inneren Wahrheit heraus zu leben und sich und die Umwelt zu verändern. Die Aktivierung der Chakra-Energien ist dabei eine große Hilfe.

> *«Wenn ein Mensch ein klares Unterbewußtsein hat, wird er ein klares Bewußtsein haben, auch wenn er unbewußt handelt, wird er gewinnbringend, klar, wohltätig und segensreich sein. Glücklichsein ist dein Geburtsrecht.»*
>
> YOGI BHAJAN

Anhang

Adressen

Deutschland

3H-Organisation Deutschland e.V.
Gemeinnütziger Verein zur Förderung des Menschen durch Yoga
Breitenfelder Str. 8
20251 Hamburg
Tel./Fax: 040/479099
E-Mail: 3HO@iname.com
Homepages: www.yoga.home.pages.de
www.Kundalini-Yoga.de

Anand Kaur Seitz
Linienstr. 28
28203 Bremen
E-Mail: AnandSeitz@aol.com

Europa

3H-Organisation Europe
Den Texstraat 46
1017 ZC Amsterdam, Niederlande
Tel.: 0031/20/6241977
Fax: 0031/20/6242253

USA

3 HO International Kundalini Yoga Teacher Association IKYTA
Route 2 Box 4 Shady Lane
Española, N. M. 87532, USA
Tel.: 001/505/7535 8881
Fax: 001/505/7535932
E-Mail: ikyta@3HO.org
Homepages: www.3HO.org
www.yogibhajan.com

Kundalini Research Institute (KRI)
Route 2 Box 4 Shady Lane
Española, N. M. 87532, USA
Tel.: 001/505/7530562
Fax: 001/505/7535982

Quellen

Die Übungsreihen und Meditationen für die Chakras sind den folgenden Quellen entnommen:

Sat-Nam-Meditation für alle Chakras (S. 54): Khalsa, Guru Rattan Kaur 1988, S. 99

Das erste Chakra (S. 60ff.): Khalsa, Guru Darshan Kaur 1991, S. 18f.; Khalsa, Tarn Taran Kaur 1992, S. 14

Das zweite Chakra (S. 72ff.): Yogi Bhajan (o. J.), S. 172; Khalsa, Guru Rattan Kaur/Maxwell, Ann Marie 1988, S. 138

Das dritte Chakra (S. 84ff.): Yogi Bhajan (o. J.), S. 159 ff.; Khalsa, Guru Darshan Kaur 1993, S. 20 f.

Das vierte Chakra (S. 99ff.): Khalsa, Guru Rattan Kaur / Maxwell, Ann Marie 1988, S. 54; Yogi Bhajan (o. J.), S. 208

Das fünfte Chakra (S. 112ff.): Khalsa, Guru Rattan Kaur / Maxwell Ann Marie 1989, S. 78; Yogi Bhajan (compiled by Khalsa, Vikram Kaur) S. 43

Das sechste Chakra (S. 126ff.): Khalsa, Guru Rattan Kaur 1988, S. 50 ff.; ebd., S. 91

Das siebte Chakra (S. 138ff.): Khalsa, Guru Darshan Kaur 1991, S. 50 ff.; Yogi Bhajan 1984, S. 41

Das achte Chakra (S. 147ff.): Yogi Bhajan (o. J.), S. 130 f.; Khalsa, Guru Darshan Kaur 1993, S. 40 f.

Nervensystem (S. 157ff.): Khalsa, Harijot Kaur, S. 29; Yogi Bhajan 1984, S. 36

Sorgen und Ängste (S. 165ff.): The Elimination of Fear Series 1992; Yogi Bhajan 1984, S. 21

Immunsystem (S. 174ff.): Kundalini Research Institute 1997, S. 9; Yogi Bhajan 1984, S. 29

Literatur

Die mit * gekennzeichneten Texte sind bisher nur im Selbstverlag erschienen und nicht über den normalen Buchhandel erhältlich, sie können über den Sat-Nam-Versand, Rhönstr. 117–119, 60385 Frankfurt/Main, Tel. 069/434419 bezogen werden. Eine aktuelle Liste der Kundalini-Yogalehrer erhalten Sie bei der 3H-Organisation in Hamburg (siehe S. 187).

Goleman, Daniel: *Lebenslügen. Die Psychologie der Selbsttäuschung.* Berlin-Weimar 1997

Johari, Harish: *Chakras. Körperzentren der Transformation*, Basel 1992

Khalsa, Guru Charan Singh / Khalsa Sadu Singh: *Kundalini-Energie.* In: White, John (Hg.): *Kundalini Energie. Die spirituelle Schlange in uns.* München 1979, S. 234–269

Khalsa, Guru Darshan Kaur: *Energy Maps. A Journey through the Chakras.* La Crescenta 1991 *

Khalsa, Guru Darshan Kaur: *Chakra Meditations. Energy Maps II.* La Crescenta 1993 *

Khalsa, Guru Rattan Kaur: *Relax and Renew with the Kundalini-Yoga and Meditations of Yogi Bhajan.* San Diego1988 *

Khalsa, Guru Rattan Kaur / Maxwell, Ann Marie: *Transition to a Heart-Centered World through Kundalini Yoga and Meditation as taught by Yogi Bhajan.* San Diego 1988 *

Khalsa, Guru Rattan Kaur / Maxwell, Ann Marie: *Sexuality and Spirituality with the Kundalini Yoga Sets and Meditations of Yogi Bhajan.* San Diego 1989 *

Khalsa, Harijot Kaur: *Owner's Manual for the human body.* Eugene/Oregon 1993 *

Khalsa, Shakti Parwha Kaur: *Kundalini Yoga. The Flow of Eternal Power, An easy guide to the Yoga of Awarness.* Los Angeles 1996

Khalsa, Tarn Taran Kaur: *Lectures von Yogi Bhajan. Begegne deinen Ängsten.* (Seminarmanuskript) Hamburg 1992 *

Khalsa, Tarn Taran Kaur: *Yoga für werdende Eltern. Vorbereitung auf die Geburt.* München 1994
Kundalini Research Institute: *Physical Wisdom. Kundalini Yoga as taught by Yogi Bhajan.* Española 1997 *
Leibhold, Gerhard: *Angst und Panik meistern. Hilfe zur Selbsthilfe.* Düsseldorf 1997
Myss, Caroline: *Geistkörper Anatomie. Chakras – die sieben Zentren von Kraft und Heilung.* München 1997
Sacks, Oliver: *Der Mann, der seine Frau mit einem Hut verwechselte.* Reinbek 1995
Sharamon Shalila / Baginski Bodo J.: *Das Chakra-Handbuch. Vom grundlegenden Verständnis zur praktischen Anwendung.* Aitrang 1991
Singh, Satya: *Das Kundalini Yoga Handbuch für Gesundheit von Körper, Geist und Seele.* München 1990
Singh, Satya: *Kundalini-Yoga. Entspannung der sieben Chakra* (Video). Hamburg 1998 *
Sivananda Radha Swami: *Kundalini-Praxis. Verbindung mit dem inneren Selbst.* Freiburg 1992
Stülpnagel, Bettina: *Yoga während der Schwangerschaft.* Niedernhausen / Ts. 1997
Vollmar, Klausbernd: *Chakra-Arbeit. Wege zur Aktivierung der Lebensenergie.* München 1994
Vollmar, Klausbernd: *Das Arbeitsbuch zu den Chakras.* München 1997
Wesselhöft, Thomas: *Eins werden mit sich und der Welt. Kundalini-Yoga.* Niedernhausen 1998
Yogi Bhajan (compiled by Khalsa Vikram Kaur): *Harmonious Communication* (Seminarmanuskript). 1997 *
Yogi Bhajan: *Überlebenshandbuch.* Amsterdam 1984 *
Yogi Bhajan: *Kundalini Yoga, wie es von Yogi Bhajan gelehrt wird (Sadhana Guidelines).* Amsterdam (o. J.) *

Glossar

Acht Aspekte des Yoga	Verhaltensregeln, Selbstdisziplin, Körperhaltung, Atemführung, Sinnesbeherrschung, Konzentration, Meditation und Erleuchtung bzw. Entspannung;
Akasha	«Äther», der Raum, in dem alles zum Wirken kommt;
Apana	Ausscheidungsenergie des Körpers;
Aura, Aurakörper	Elektromagnetisches Feld, der menschliche Energiekörper, der bis zu drei Meter um den physischen Körper herum ausstrahlt;
Bhakti	Hingabe an das Göttliche, die sich im uneigennützigen Dienen äußert;
Bhand, Bandha	«Körperschleuse», konzentriert die Körperenergie und sorgt für den Fluß und die Kanalisierung von Prana, Lebensenergie, in die Nadis, Hauptenergiebahnen;

Buddhi Mudra	Fingerhaltung bei der Meditation, Daumen und kleiner Finger berühren sich;
Chakra	«Rad», Konzentrationspunkt und Transformationszentrum menschlicher Energie – jedes Chakra steht in Verbindung zu bestimmten Zuständen des Körpers und des Bewußtseins;
Chi	Lebensenergie in der chinesischen Tradition;
Dharana	Erste Phase der Meditation: Konzentration, die Aufmerksamkeit wird von außen nach innen verlagert;
Dharma	Lebensweise, durch die der Mensch Erkenntnis und Befreiung vom Karma erlangt und seine wirkliche Bestimmung findet;
Dhyana	Zweite Phase der Meditation: Reinigung der Gedanken;
3HO	«Happy, Healthy, Holy-Organisation», Verein der Lehrer und Schüler des Kundalini-Yoga;
Drittes Auge	Konzentrationspunkt zwischen Augenbrauen und Nasenwurzel;
Einfache Haltung	Alle bequemen Variationen des Schneidersitzes mit gerader Wirbelsäule;
Feueratmung	Reinigende, energetisierende Bauchatmung;
Gatka	Kampfkunst der Sikhs;
Gurmukhi	Heilige Sprache, mit dem Sanskrit verwandt, stammt aus der Tradition des Sikh-Dharma aus Nordindien;
Guru Ram Das	Der vierte Guru der Sikh-Tradition, verkörpert die Energie des Herzchakra;
Gyan Mudra	«Siegel der Weisheit», Fingerhaltung bei der Meditation, Daumen und Zeigefinger berühren sich;
Hatha-Yoga	Yoga-Schule, Schwerpunkt auf meist statischen Körperübungen und Atmung – Konzentration und Meditation bauen darauf auf;
Haupt-Chakras	Sieben Chakras an der Wirbelsäule und in ihrer Verlängerung entlang angeordnet: am unteren Ende der Wirbelsäule, im Genitalbereich, am Nabelpunkt, an der Kehle, zwischen den Augenbrauen und am höchsten Punkt des Kopfes, dem Scheitelpunkt, und ein achtes Chakra, der Aurakörper, als elektromagnetisches Feld um den Körper;
Hypophyse	Hirnanhangsdrüse, reguliert die Hormonsekretion der anderen Drüsen;
Hypothalamus	Drüse im hinteren, oberen Abschnitt des Zwischenhirns;
Ida	Mondenergiekanal, das weibliche, empfangende Prinzip;
Jalandhara Bandh	Wichtigste Körperschleuse im Kundalini-Yoga, die Muskeln im Hals werden leicht zusammengezogen, der Nacken wird gestreckt;

Kalpatarn	«Baum der Wünsche», nach der Vorstellung des Yoga erfüllt er demjenigen seine Wünsche, der sich ihm in Unschuld und Demut nähert;
Karma	Prinzip von Ursache und Wirkung von Handlungen, nach dem jeder Mensch selbst für die Gestaltung seines Lebens verantwortlich ist – das durch früheres Handeln bedingte gegenwärtige Schicksal, das es im Leben zu meistern gilt;
Karma-Yoga	Yoga-Schule, Schwerpunkt auf dem «selbstlosen Handeln im Dienen»;
Kriya	Übungsreihe im Kundalini-Yoga;
Kundalini-Energie	Energiereservoir im Wurzelchakra am Fuß der Wirbelsäule;
Kundalini-Yoga	Dynamisches integrales Yoga, das von Yogi Bhajan gelehrt wird;
Lange, tiefe Atmung	Grundlegende Atemtechnik im Yoga, Einatmung in den Bauch, über die Rippen bis in die Schlüsselbeine, Ausatmung umgekehrt;
Mantra	«Projektion des Geistes», Meditationswörter, konzentrieren den Geist und wirken über Meridianpunkte im Gaumen auf Körper und Bewußtsein ein;
Meditation	Prozeß der systematischen Beruhigung der Gedanken, Öffnung der Beziehung zu den tieferen Bewußtseinsschichten und zum kosmischen Bewußtsein;
Meridiane	Energiekanäle des chinesischen Körperenergiemodells, auf dem z. B. die Akupunktur beruht;
Mudra	Hand- oder Fingerhaltung, die bestimmte Meridiane stimuliert und Energieverbindungen herstellt;
Mulbandh	«Wurzelschleuse», Körperschleuse, bei der die Energie der unteren drei Chakras (Rektum, Geschlechtsorgane und Nabelpunkt) koordiniert und kombiniert wird;
Nadis	«Energiekanäle» in der Yoga-Tradition;
Ojas	«Goldenes Öl», entsteht nach der Yoga-Tradition aus der Umwandlung ungenutzter Geschlechtsflüssigkeiten;
Pingala	Sonnenenergiekanal, das männliche, handelnde Prinzip;
Prana	Lebensenergie;
Pranayama	Atemtechniken, die den Körper mit Prana versorgen und den Fluß von Prana ins Gleichgewicht bringen;
Raja-Yoga	Yoga-Schule, Schwerpunkt auf der Meditation;
Ravi Mudra	Fingerhaltung bei der Meditation, Daumen und Ringfinger berühren sich;
Samadhi	Dritte Stufe der Meditation: Versenkung, Loslassen, Entspannung;
Sat Kriya	Wichtige Yoga-Position, siehe S. 85 f.

Shuni Mudra	Fingerhaltung bei der Meditation, Daumen und Mittelfinger berühren sich;
Sikh	«Suchender», Religionsgemeinschaft im nordindischen Punjub;
Surya Mudra	Fingerhaltung bei der Meditation, Daumen und Ringfinger berühren sich;
Sushumna	Hauptenergiekanal in der Wirbelsäule, aus dem alle Chakras entspringen;
Venusschloß	Handhaltung bei der Meditation, die Finger werden verschränkt;
Yang	Männliche Energie, in der chinesischen Tradition das schöpferische Prinzip;
Yin	Weibliche Energie, in der chinesischen Tradition das empfangende Prinzip;
Yoga	Techniken und Lebensweisen, die Körperenergien und Bewußtsein harmonisieren und das Einswerden mit sich und dem Kosmos zum Ziel haben;
Yogi Bhajan	Meister des Kundalini-Yoga, 1929 im indischen Kot Harkan (heute in Pakistan) als Sohn eines Arztes geboren, der ihm das Interesse an medizinischen Fragen, Yoga und natürlichen Heilweisen mitgab – brachte Kundalini-Yoga 1968 in den Westen, unterrichtet Kundalini-Yoga, Weißes Tantra-Yoga und Sikh Dharma;
Zehn Körper	Im Verständnis des Kundalini-Yoga der physische Körper und neun feinstoffliche Körper: Seelenkörper, negativer, positiver und neutraler Geistkörper, Lichtbogen, Aurakörper, Pranakörper, Subtilkörper und Strahlenkörper.

Die Autorin

Anand Kaur Seitz, geboren 1959, Kundalini-Yogalehrerin und Publizistin in Bremen, Soziologin und Doktorin der Wirtschafts- und Sozialwissenschaften (Dr. rer. pol.). 1982 bis 1991 lebte sie in Rom, wo sie erste Yoga-Erfahrungen machte. Ausbildung zur Yoga- und Meditationslehrerin im Yoga-Zentrum Shakti in Rom und bei der 3H-Organisation Deutschland e.V. in Hamburg. 1997 bis 1998 Ausbildung zur Geburtsvorbereiterin und Schwangerenyogalehrerin. Zahlreiche Fortbildungen in Yogischer Numerologie, Sat Nam Rasayan (Yogisches Heilen) und Yogischer Lebensberatung.